中医经典文库

汤 头 歌 诀

清·汪昂 著

项长生 校 注

中国中医药出版社

·北京·

图书在版编目（CIP）数据

汤头歌诀 /（清）汪昂著 . —北京：中国中医药出版社，
2007.9（2023.7重印）

（中医经典文库）

ISBN 978-7-80089-583-8

Ⅰ . 汤… Ⅱ . 汪… Ⅲ . 方歌 – 汇编 Ⅳ . R289.4

中国版本图书馆 CIP 数据核字（2007）第 091115 号

中国中医药出版社出版

北京经济技术开发区科创十三街 31 号院二区 8 号楼

邮政编码　100176

传真　010-64405721

保定市西城胶印有限公司印刷

各地新华书店经销

开本 850×1168　1/32　印张 4.625　字数 78 千字

2007 年 9 月第 1 版　2023 年 7 月第 16 次印刷

书号　ISBN 978 – 7 – 80089 – 583 – 8

定价　20.00 元

网址　www.cptcm.com

服务热线　010-64405510

购书热线　010-89535836

维权打假　010-64405753

微信服务号　**zgzyycbs**

微商城网址　**https://kdt.im/LIdUGr**

官方微博　**http://e.weibo.com/cptcm**

天猫旗舰店网址　**https://zgzyycbs.tmall.com**

如有印装质量问题请与本社出版部联系（010-64405510）

前　言

　　中华医药源远流长，中医药理论博大精深，学说纷呈，流派林立，要想真正理解、弄懂、掌握和运用她，博览、熟读历代经典医籍，深入钻研，精思敏悟是必经之路。古往今来，凡是名医大家，无不是在熟读精研古籍名著，继承前人宝贵经验的基础上，厚积薄发、由博返约而成为一代宗师的。

　　故此，老一辈中医药专家都在各种场合呼吁"要加强经典学习"；"经典是基础，传承是关键"。国家有关行政部门也非常重视，在《国家中长期科学和技术发展规划纲要（2006～2020)》中就明确将"中医药传承与创新"确立为中医药领域的优先主题，国家中医药管理局启动了"优秀中医临床人才研修项目"，提出了"读经典，做临床"的口号。我们推出这套《中医经典文库》，也正是为了给广大中医学子阅读中医经典提供一套系统、精良、权威，经得起时代检验的范本，以倡导研读中医经典之风气，引领中医学子读经典、用经典，为提高中医理论和临床水平打牢根基。

　　本套丛书具有以下特点：①书目权威：丛书书目先由全国中医各学科的学科带头人、一流专家组成的专家指导委员会论证、筛选，然后经专家顾问委员会审核、确定，均为中医各学科学术性强、实用价值高，并被历代医家推崇的代表性著作，具有很强的权威性；②版本精善：在现存版本中精选其中的最善者作为底本，让读者读到最好的版本；③校勘严谨：聘请具有深厚中医药理论功底、熟谙中医古籍文献整理的专家、学者精勘细校，最大限度地还原古籍的真实面貌，确保点校的高质量。

　　在丛书出版之际，我们由衷地感谢邓铁涛、朱良春、李经纬、余瀛鳌等顾问委员会的著名老中医、老专家，他们不顾年迈，热情指点，让我们真切感受到老一辈中医药工作者对中医药事业的拳拳挚爱之心；我们还要感谢专家指导委员会的各位专家和直接参与点校整理的专家，他们不辞辛苦，兢兢业业，一丝不苟，让我们充分领略到中医专家的学者风范。这些都将激励我们更加努力，不断进取，为中医药事业的发展贡献出更多无愧于时代的好作品。

中国中医药出版社

2007 年 1 月

内 容 提 要

　　《汤头歌诀》为清代医家汪昂所著,汪昂,字讱庵,安徽休宁人,生于明万历四十三年（1615）年,卒年不详。本书为一卷,章节一如《医方集解》,一歌之出,对方剂应用之理、法、方、药囊括无余,方义明析,言简意赅,音韵流畅,颇切诗章词意,为医家临证必备之书。

校 注 说 明

《汤头歌诀》是清·汪昂所著，最早期版本是清·康熙三十三年甲戌（1694）刊本。尚有日本享保九年（1724）大坂大野木市兵卫刊本，继有同治八年己巳（1867）醉六堂刊本。续有光绪二年丙子（1876）墨润堂刻本，嗣后有学库山房、鸿润书林等 29 种版本问世。

一、此次整理是以清康熙三十三年甲戌（1694）刊本为底本，以浒湾桂华楼藏版版本为主校本，以人民卫生出版社 1962 年 9 月第一版《汤头歌诀白话解》为参校本进行整理。

二、版本所引书名，均加以书名号。凡正文中的引文，均以冒号表示，不加引号，凡属按语之类，亦以冒号表示，不加引号。

因为水平所限，在编写校注过程中，本书错误或漏校之处在所难免，望阅者诸君鉴而教之。

校注者

原　序

　　古人治病，药有君臣，方有奇偶，剂有大小，此汤头所由来也。仲景为方书之祖，其《伤寒论》中，既曰太阳证、少阳证、太阴证、少阴证矣；而又曰麻黄证、桂枝证、柴胡证、承气证等。不以病名病，而以药名病，明乎因病施药，以药合证，而后用之，岂苟焉而已哉！今人不辨证候，不用汤头，率意任情，治无成法，是犹制器而废准绳，行阵而弃行列，欲以已病却疾，不亦难乎？盖古人制方，佐、使、君、臣，配合恰当，从治正治，意义深良，如金科玉律，以为后人楷则。惟在善用者，神而明之，变而通之，如淮阴背水之阵，诸将疑其不合兵法，而不知其正在兵法中也。旧本有《汤头歌诀》辞多鄙率，义弗该明，难称善本。不揣愚瞽，重为编辑，并以所主病证，括之歌中，间及古人用药制方之意，某病某汤，门分义悉，理法兼备，体用具全，千古心传，端在于此。实医门之正宗，活人之縠率也。然古方甚多，难以尽录，量取便用者，得歌二百首，正方附方共三百有奇。盖益易则易知，简则易从，以此提纲挈领。苟能触类旁通，可应无穷之变也。是在善读者加之意耳。

康熙甲戌夏月休宁八十老人汪昂题

凡　例

一、本集诸歌，悉按沈约诗韵，其中平仄，不能尽协者，以限于汤名药名，不可改易也。

二、古歌四句，仅载一方，尚欠详顺。本集歌不限方，方不限句，药味药引，俱令周明；病证治法，略为兼括。或一方而连汇多方，方多而歌省，并示古人用药触类旁通之妙。间及加减之法，便人取裁。

三、《医学入门》载歌三百首，东垣歌二百八十八首，皆不分门类。每用一方，搜寻殆遍。本集歌止二百首，而方三百有奇，分为二十门。某病某汤，举目易了。方后稍为训释，推明古人制方本义，使用药者有所依据，服药者得以参稽，庶觉省便。

四、歌后注释，所以畅歌词之未备，颇经锤炼。读者倘不鄙夷，亦可诵习也。

五、拙著《医方集解》，网罗前贤方论，卷帙稍繁，不便携带，故特束为《歌诀》，附于本草之末，使行旅可以轻赍，缓急得以应用也。

六、是书篇章虽约，苟熟读之，可应无穷之变，远胜前人盈尺之书数部。有识之士，当不以愚言为狂僭也。

讱庵汪昂漫识

目　　录

一、补益之剂 十首　附方七

四君子汤 助阳

四君子汤《局方》中和义，

参术茯苓甘草比；人参、白术、茯苓各二钱，甘草一钱，气味中和，故名君子。

益以夏陈半夏、陈皮名六君子，汤。

祛痰补气阳虚弭；二陈除痰，四君补气，脾弱阳虚宜之。

除却半夏名异功，散，钱氏。

或加香砂胃寒使。

加木香、砂仁行气温中，名香砂六君汤。

升阳益胃汤 升阳益胃

升阳益胃汤，东垣参术芪，

黄连半夏草陈皮；

苓泻防风羌独活，

柴胡白芍枣姜随。

黄芪二两，人参、半夏、炙甘草各一钱，羌活、独活、防风、白芍炒各五钱，陈皮四钱，白术、茯苓、泽泻、柴胡各三钱，黄连二钱，每服三钱，加姜、枣煎。

六君子助阳，补脾除痰，重用黄芪补气固胃，柴胡、羌活除湿升阳，泽泻、茯苓泻热降浊，加芍药和血敛阴，少佐黄连以退阴火。

按：东垣治疗首重脾胃，而益胃又以升阳为先，故每用补中上升下渗之药。此方补中有散，发中有收，脾胃诸方多从眆此也。

黄芪鳖甲散 劳热

黄芪鳖甲散，罗谦甫地骨皮，

芄菀参苓柴半知；

地黄芍药天冬桂，

甘桔桑皮劳热宜。

治虚劳骨蒸，晡热咳嗽，食少盗汗。黄芪、鳖甲、天冬各五钱，地骨、秦艽、茯苓、柴胡各三钱，紫菀、半夏、知母、生地、白芍、桑皮、炙草各二钱半，人参、肉桂、桔梗各钱半，每服一两，加姜煎。鳖甲、天冬、知、芍补水养阴，参、芪、桂、苓、甘草固卫助阳，桑、桔泻肺热，菀、夏理痰嗽，艽、柴、地骨退热升阳，为表里气血交补之剂。

秦艽鳖甲散 风劳

秦艽鳖甲散治风劳，

地骨柴胡及青蒿；

当归知母乌梅合，

止嗽除蒸敛汗高。

鳖甲、地骨皮、柴胡各一两，青蒿五钱，秦艽、当归、知母各五钱，乌梅五钱，治略同前，汗多倍黄芪。此方加青蒿、乌梅皆敛汗退蒸之义。

秦艽扶羸汤肺劳

秦艽扶羸汤，《直指》鳖甲柴，

地骨当归紫菀偕；

半夏人参兼炙草，

肺劳蒸嗽合之谐。

治肺痿骨蒸，劳嗽声嗄，自汗体倦。柴胡二钱，秦艽、鳖甲、地骨、当归、人参各钱半，紫菀、半夏、甘草炙各一钱，加姜、枣煎。

按：黄芪鳖甲散，盖本此方除当归加余药，透肌解热，柴胡、秦艽、干葛为要剂，故骨蒸方中多用之。此方虽表里交治，而以柴胡为君。

紫菀汤肺劳

紫菀汤海藏中知贝母，

参苓五味阿胶偶；

再加甘桔治肺伤，

咳血吐痰劳热久。

治肺伤气极，劳热咳嗽，吐痰吐血，肺痿肺痈。紫菀、知母、象贝、阿胶各二钱，人参、茯苓、甘草、桔

梗各五分，五味十二粒。一方加莲肉。以保肺止嗽为
君，故用阿胶、五味；以清火化痰为臣，故用知母、贝
母；佐以参、苓、甘草扶土以生金；使以桔梗上浮而利
膈。

百合固金汤_{肺伤咳血}

百合固金汤，赵蕺庵二地黄，
玄参贝母桔甘藏；
麦冬芍药当归配，
喘咳痰血肺家伤。

生地二钱，熟地三钱，麦冬钱半，贝母、百合、当
归、白芍、甘草各一钱，玄参、桔梗各八分。火旺则金
伤，故以玄参、二地助肾滋水，麦冬、百合保肺安神，
芍药、当归平肝养血，甘桔、贝母清金化痰，皆以甘草
培本，不欲以苦寒伤生发之气也。

补肺阿胶散_{止嗽生津}

补肺阿胶散，钱氏马兜铃，
鼠黏甘草杏糯停；
肺虚火盛人当服，
顺气生津嗽哽宁。

阿胶两半，马兜铃焙、鼠黏子炒、甘草炙、糯米各
一两，杏仁七钱。牛蒡利膈滑痰，杏仁降气润嗽。

李时珍曰：马兜铃非取其补肺，取其清热降气，肺
自安也。其中阿胶、糯米乃补肺之圣药。

小建中汤 建中散寒

小建中汤仲景芍药多，即桂枝加芍药汤，再加饴糖名建中。

桂姜甘草大枣和；

更加饴糖补中藏，

虚劳腹冷服之瘥；芍药六两，桂枝、生姜各三两，甘草一两，枣十二枚，饴糖一升。

增入黄芪名亦尔，再加黄芪两半，名黄芪建中汤。《金匮》若除饴糖，则名黄芪五物汤，不名建中矣。今人用建中者，绝不用饴糖，何哉？

表虚身痛效无过；

又有建中十四味，

阴斑劳损起沉疴；亦有阴证发斑者，淡红隐隐散见肌表，此寒伏于下，逼其无根之火熏肺而然，若服寒药立死。

十全大补加附子，

麦夏苁蓉仔细哦。即十全大补汤加附子、麦冬、半夏、肉苁蓉、名十四味建中汤，除茯苓、白术、麦冬、川芎、熟地、肉苁蓉，名八味大建中汤。治同。

益气聪明汤 聪耳明目

益气聪明汤东垣蔓荆，

升葛参芪黄柏并；

更加芍药炙甘草，

耳聋目障服之清。

参、芪各五钱，蔓荆子、葛根各三钱，黄柏、白芍各二钱，升麻钱半，炙草一钱，每服四钱。人之中气不足，清阳不升，则耳目不聪明。蔓荆、升、葛升其清气，参、芪、甘草补其中气，而以芍药平肝木，黄柏滋肾水也。

二、发表之剂 十四首　附方八

麻黄汤 寒伤营无汗

麻黄汤仲景中用桂枝，

杏仁甘草四般施；

发热恶寒头项痛，

伤寒服此汗淋漓。

麻黄去节三两，桂枝二两，杏仁七十枚去皮尖，甘草炙一两。伤寒太阳表证无汗用此发之。麻黄善发汗，恐其力猛，故以桂枝监之，甘草和之，不令大发也。

按：麻、桂二汤虽治太阳证，而先正每云皆肺药，以伤寒必自皮入，而桂、麻又入肺经也。

桂枝汤 寒伤卫有汗

桂枝汤仲景治太阳中风，

芍药甘草姜枣同；桂枝、芍药、生姜各三钱，炙草三两，大枣十二枚。治太阳中风有汗，用此解肌，以和营卫。中犹伤也，仲景《伤寒论》通用。

桂麻相合名各半，汤。

太阳如疟此为功。热多寒少如疟状者宜之。

大青龙汤 两解伤寒

大青龙汤仲景桂麻黄，

杏草石膏姜枣藏；麻黄六两，桂枝、炙草各三两，
杏仁四十枚，石膏鸡子大，生姜三两，大枣十二枚。

太阳无汗兼烦躁，烦为阳、为风，躁为阴、为寒，
必太阳证兼烦躁者方可用之。以杏、草佐麻黄发表，以
姜、枣佐桂枝解肌，石膏质重泻火，气轻亦达肌表，义
取青龙者，龙兴而云升雨降，郁热顿除，烦躁乃解也。
若少阴烦躁而误服此则逆。

风寒两解此为良。麻黄汤治寒，桂枝汤治风，大青
龙兼风寒而两解之。

陶节庵曰：此汤险峻，今人罕用。

小青龙汤 太阳行水发汗

小青龙汤仲景治水气，

喘咳呕哕渴利慰；太阳表证未解，心下有水气者用
之。或喘、或咳、或呕、或哕、或渴、或利、或短气、
或小便闭，皆水气内积所致。

姜桂麻黄芍药甘，

细辛半夏兼五味。

干姜、桂枝、麻黄、芍药酒炒、炙草、细辛各二
两，半夏、五味子各半升。桂枝解表使水从汗泄，芍药
敛肺以收喘咳，姜、夏、细辛润肾行水以止渴呕，亦表

里分消之意。

葛根汤太阳无汗恶风

葛根汤仲景内麻黄襄，

二味加入桂枝汤；桂枝、芍药、炙草各二两，姜三两，枣十二枚，此桂枝汤也，加葛根四两，麻黄三两。

轻可去实因无汗，中风表实，故汗不得出。《十剂》曰：轻可去实，葛根、麻黄之属是也。

有汗加葛无麻黄。名桂枝加葛根汤。仲景治太阳有汗恶风。

升麻葛根汤阳明升散

升麻葛根汤钱氏，钱乙。

再加芍药甘草是；升麻三钱，葛根、芍药各二钱，炙草一钱。轻可去实，辛能达表，故用升麻发散阳明表邪，阳邪盛则阴气虚，故加芍药敛阴和血，升麻、甘草升阳解毒，故亦治时疫。

阳明发热与头疼，

无汗恶寒均堪倚；及目痛、鼻干、不得卧等证。

亦治时疫与阳斑，

痘疹已出慎勿使。恐升散重虚其表也。

九味羌活汤解表通剂

九味羌活汤，张元素用防风，

细辛苍芷与川芎；

黄芩生地同甘草，

三阳解表益姜葱；羌活、防风、苍术各钱半，白芷、川芎、黄芩、生地、甘草各一钱，细辛五分，加生姜、葱白煎。

阴虚气弱人禁用，

加减临时在变通。

洁古制此汤，以代麻黄、桂枝、青龙各半等汤。用羌、防、细、苍、芎、芷各走一经，祛风散寒为诸路之应兵；加黄芩泄气分之热，生地泄血中之热，甘草以调和诸药。然黄芩、生地寒滞，未可概施，用时宜审。

十神汤 时行感冒

十神汤《局方》里葛升麻，

陈草芎苏白芷加；

麻黄赤芍兼香附，

时行瘟疫感冒效堪夸。

葛根、升麻、陈皮、甘草、川芎、紫苏、白芷、麻黄、赤芍、香附等分，加姜、葱煎。治风寒两感，头痛发热，无汗恶寒，咳嗽鼻塞。芎、麻、升、葛、苏、芷、香附辛香利气，发表散寒；加芍药者，敛阴气于发汗之中；加甘草者，和阳气于疏利之队也。

吴绶曰：此方用升麻、干葛能解阳明瘟疫时气，若太阳伤寒发热用之，则引邪入阳明，传变发斑矣。慎之。

神术散散风寒湿

神术散《局方》用甘草苍，

细辛藁本芎芷羌；苍术二两，炙草、细辛、藁本、白芷、川芎、羌活各一两，每服四钱，生姜、葱白煎。

各走一经祛风湿，太阴苍术，少阴细辛，厥阴、少阳川芎，太阳羌活、藁本，阳明白芷。此方与九味羌活汤意同，加藁本，除黄芩、生地、防风，较羌活汤更稳。

风寒泄泻总堪尝；

太无神术散，太无，丹溪之师即平胃散，

加入菖蒲与藿香；陈皮为君二钱，苍术、厚朴各一钱，炙草、菖蒲、藿香各钱半，治岚瘴、瘟疫时气。

海藏神术散苍防草，

太阳无汗代麻黄；苍术、防风各二两，炙草一两，用代仲景麻黄汤，治太阳伤寒无汗。

若以白术易苍术，

太阳有汗此汤良。名白术汤，用代桂枝汤，治太阳伤风有汗。二术主治略同，特有止汗、发汗之异。

麻黄附子细辛汤少阳表证

麻黄附子细辛汤，仲景。

发表温经两法彰；麻黄、细辛各二两，附子一枚

炮。麻黄发太阳之汗，附子温少阴之经，细辛为肾经表
药，联属其间。

　　若非表里相兼治，

　　少阴反热曷能康。少阴证脉沉属里，当无热，今反
发热，为太阳表证未除。

人参败毒散暑湿热时行

　　人参败毒散茯苓草，活人毒即湿热也。

　　枳桔柴前羌独芎；

　　薄荷少许姜三片，

　　时行感冒有奇功；人参、茯苓、枳壳、桔梗、柴
胡、前胡、羌活、独活、川芎各一两，甘草五钱，每服
二两，加薄荷、生姜煎。羌活理太阳游风，独活理少
阴伏风，兼能去湿除痛，川芎、柴胡和血升清，枳壳、
前胡行痰降气，甘、桔、参、苓清肺强胃，辅正匡邪
也。喻嘉言曰：暑、湿、热三气门中，推此方为第一，
俗医减却人参，曾与他方有别耶？

　　去参名为败毒散，

　　加入消风散，见风门治亦同。合消风散，名消风败
毒散。

再造散阳虚不能作汗

　　再造散节庵用参芪甘，

　　桂附羌防芎芍参；

细辛加枣煨姜煎，

阳虚无汗法当谙。

人参、黄芪、甘草、川芎、白芍酒炒、羌活、防风、桂枝、附子炮、细辛煨、姜、大枣煎。以参、芪、甘、姜、桂、附大补其阳，羌、防、芎、细散寒发表，加芍药者，于阳中敛阴，散中有收也。

陶节庵曰：发热头痛，恶寒无汗，服汗剂汗不出者为阳虚不能作汗者，名无阳证，庸医不识，不论时令，遂以升麻重剂劫取其汗，误人死者多矣。又曰：人第知参、芪能止汗，而不知其能发汗，以在表药队中，则助表药而解散也。

麻黄人参芍药汤 内感虚寒

麻黄人参芍药汤，东垣。

桂枝五味麦冬襄；

归芪甘草汗兼补，

虚人外感服之康。

麻黄、芍药、黄芪、归身、甘草炙各一钱，人参、麦冬各三分，桂枝五分，五味五粒。东垣治一人内蕴虚热，外感大寒而吐血，法仲景麻黄汤加补剂制此方，一服而愈。

原解曰：麻黄散外寒，桂枝补表虚，黄芪实表益卫，人参益气固表，麦冬、五味保肺气，甘草补脾，芍药安太阴，当归和血养血。

神白散－切风寒

神白散《卫生家宝》用白芷甘，

姜葱淡豉与相参；白芷一两，甘草五钱，淡豉五十
粒，姜三片，葱白三寸，煎服取汁。

一切风寒皆可服，

妇人鸡犬忌窥探；煎要至诚，服乃有效。

《肘后》单煎葱白豉，葱一握，豉一升，名葱豉汤。

用代麻黄汤功不惭。伤寒初觉头痛身热，便宜服
之，可代麻黄汤。

三、攻里之剂 七首 附方四

大承气汤 胃府三焦大热大实

大承气汤仲景用芒硝,

枳实大黄厚朴饶;大黄四两酒洗,芒硝三合,厚朴八两,枳实五枚。

救阴泻热功偏擅,

急下阳明有数条。

大黄治大实,芒硝治大燥大坚,二味治无形血药;厚朴治大满,枳实治痞,二味治有形气药。热毒传入阳明胃府,痞满燥实全见,杂证三焦实热并须以此下之。胃为水谷之海,土为万物之母,四旁有病皆能传入胃,已入胃府则不复传他经矣。

陶节庵曰:伤寒热邪传里,须看热气浅深用药,大承气最紧,小承气次之,调胃又次之,大柴胡又次之。盖恐硝性燥急,故不轻用。

小承气汤 胃府实满

小承气汤仲景朴实黄,大黄四两,厚朴二两姜炒,枳实三枚麸炒。

谵狂痞鞕硬上焦强;热在上焦则满,在中焦则鞕,胃有燥粪则谵语。不用芒硝者恐伤下焦真阴也。

益以羌活名三化，汤。

中气闭实可消详。用承气治二便，加羌活治风，中风体实者可偶用，然涉虚者多不可轻投。

调胃承气汤胃实缓攻

调胃承气汤，仲景硝黄草，大黄酒浸、芒硝各一两，甘草炙五钱。

甘缓微和将胃保；用甘草，甘以缓之，微和胃气，勿令大泄下。

不用朴实伤上焦，不用厚朴、枳实恐伤上焦氤氲之气也。

中焦燥实服之好。

木香槟榔丸—切实积

木香槟榔丸，张子和青陈皮，

枳壳柏连棱莪随；

大黄黑丑兼香附，

芒硝水丸量服之；

一切实积能推荡，

泻痢实疟用咸宜。

木香、槟榔、青皮醋炒、陈皮壳炒、黄柏酒炒、黄连、吴茱萸汤炒、三棱、莪术并醋煎各五钱，大黄酒浸一两，香附、牵牛各二两，芒硝水丸，量虚实服。木香、香附、青、陈、枳壳利气宽肠，黑牵牛、槟榔下气尤速，气得行则无痞满后重之患矣，连、柏燥湿清热，棱、莪行气破血，硝、黄去血中伏热，并为推坚峻品，湿热积滞去则二便调而三焦通矣。盖宿垢不净，清阳终不得升，亦通因通用之义也。

枳实导滞丸

枳实导滞丸，东垣首大黄，

芩连曲术茯苓勒；

泽泻蒸饼糊丸服，

湿热积滞力能攘；大黄一两，枳实麸炒、黄芩酒炒、黄连酒炒、神曲炒各五钱，白术土炒、茯苓各三钱，泽泻二钱，蒸饼糊丸，量虚实服之。黄、枳实荡热去积，芩、连佐之以清热，苓、泽佐之以利湿，神曲佐之以消食，又恐苦寒力峻，故加白术补土固中。

若还后重兼气滞，

木香导滞丸加槟榔。

温脾汤温药攻下

温脾汤，《千金》参附与干姜，

甘草当归硝大黄；

寒热并行治寒积，

脐腹绞结痛非常。

人参、附子、甘草、芒硝各一两，大黄五两，当归、干姜各三两,煎服日三。本方除当归、芒硝,亦名温脾汤,治久痢赤白,脾胃冷实不消。硝、黄以荡其积,姜、附以祛其寒,参、草、当归以保其血气。

按:古人方中多有硝、黄、连、柏与姜、茱、桂、附寒热并用者,亦有参、术、硝、黄补泻并用者,亦有大黄、麻黄汗下兼行者,今人罕识其旨,姑录此方,以见治疗之妙不一端也。

蜜煎导法肠枯便秘

蜜煎导法通大便,仲景用蜜熬如饴,捻作挺子,掺皂角末,乘热纳谷道中,或掺盐。

或将猪胆汁灌肛中;用猪胆汁醋和,以竹管插入肛中,将汁灌入,顷当大便,名猪胆汁导法。仲景。

不欲苦寒伤胃府,

阳明无热勿轻攻。胃府无热而便秘者,为汗多,津液不足,不宜用承气妄攻。此仲景心法,后人罕知,故录二方于攻下之末。

四、涌吐之剂二首　附方六

汗、吐、下、和乃治疗之四法。经曰：在上者涌之，其高者因而越之。故古人治病用吐法者最多。朱丹溪曰：吐中就有发散之义。张子和曰：诸汗法古方多有之，惟以吐发汗者世罕知之，今人医疗，惟用汗下和，而吐法绝置不用，可见时师之阙略，特补涌吐一门，方药虽简，而不可废也。若丹溪四物用四君引吐，又治小便不通亦用吐法，是又在用者之圆神矣。

瓜蒂散痰食实热

瓜蒂散仲景中赤小豆，甜瓜蒂炒黄、赤豆，共为末，热水或齑水调，量虚实服。

或人藜芦郁金凑；张子和去赤豆加藜芦、防风，一方去赤豆加郁金、韭汁，俱名三圣散，鹅翎探吐，并治风痰。

此吐实热与风痰，瓜蒂吐实热，藜芦吐风痰。

虚者参芦散一味匀；虚人痰壅不得服瓜蒂者，参芦代之或加竹沥。

若吐虚烦栀豉汤，仲景。栀子十四枚，豉四合，治伤寒后虚烦。

剧痰乌附尖方透；丹溪治许白云，用瓜蒂、栀子、苦参、藜芦，屡吐不透，后以浆水和乌附尖服，始得大吐。

古人尚有烧盐方，

一切积滞功能奏。烧盐，热汤调服，以指探吐，治霍乱、宿食冷痛证。《千金》曰：凡病宜吐，大胜用药。

稀涎散吐中风痰

稀涎散，严用和皂角白矾班，皂角四挺去皮弦炙，白矾一两，为末，每服五分。白矾酸苦涌泄，能软痰疾；皂角辛酸通窍，专制风木。此专门之兵也。初中风时宜用之。

或益藜芦微吐间；

风中痰升人眩仆，

当先服此通其关；令微吐稀涎，续进他药。

通关散用细辛皂，角为末。

吹鼻得嚏保生还。卒中者，用此吹鼻，有嚏者可治，无嚏者为其肺气已绝矣。

五、和解之剂 九首　附方五

小柴胡汤和解

小柴胡汤仲景和解供，

半夏人参甘草从；

更加黄芩并姜枣，

少阳百病此为宗。

柴胡八两，半夏半升，人参、甘草、黄芩、生姜各三两，大枣十二枚。治一切往来寒热，胸满胁痛，心烦喜呕，口苦耳聋，咳渴悸利，半表半里之证。属少阳经者，但见一症即是，不必悉具。胆府清净，无出无入，经在半表半里，法宜和解。柴胡升阳达表，黄芩退热和阴，半夏祛痰散逆，参、草辅正补中，使邪不得复传入里也。

四逆散阳邪热厥

四逆散仲景里用柴胡，

芍药枳实甘草须；柴胡、芍药炒、枳实麸炒、甘草炙，等分。

此是阳邪成厥逆，阳邪入里，四肢逆而不温。

敛阴泄热平剂扶。

芍药敛阴，枳实泄热，甘草和逆，柴胡散邪，用平剂以和解之。

黄连汤升降阴阳

黄连汤仲景内用干姜，
半夏人参甘草藏；
更用桂枝兼大枣，
寒热平调呕痛忘。

黄连炒、干姜炮、甘草、桂枝各三两，人参二两，半夏半升，大枣十二枚。治胸中有热而欲呕，胃中有寒而作痛，或丹田有热，胸中有寒者，仲景亦用此汤。

按：此汤与小柴胡汤同义，以桂枝易柴胡，以黄连易黄芩，以干姜易生姜，余药同，皆和解之义。但小柴胡汤属少阳药，此汤属太阳、阳明药也。

黄芩汤太阳、少阳合病下利

黄芩汤仲景用甘芍并，
二阳合利枣加烹；治太阳、少阳合病下利。黄芩三两，芍药、甘草各二两，枣十二枚。阳邪入里，故以黄芩彻其热，甘草、大枣和其太阴。

此方遂为治痢祖，
后人加味或更名；利，泄泻也；痢，滞下也。仲景本治伤寒下利，机要用此治痢，更名黄芩芍药汤。洁古治痢，加木香、槟榔、大黄、黄连、当归、官桂，名芍药汤。

再加生姜与半夏，名黄芩加生姜半夏汤，仲景。

前症兼呕此能平；

单用芍药与甘草，炙，等分，名芍药甘草汤，仲景。

散逆止痛能和营。

虞天民曰：白芍不惟治血虚，兼能行气。腹痛者，营气不和，逆于肉里，以白芍行营气，以甘草和逆气，故治之也。

逍遥散解郁调经

逍遥散《局方》用当归芍，

柴苓术草加姜薄；柴胡、当归酒拌、白芍酒炒、白术土炒、茯苓各一钱，甘草炙五分，加煨姜、薄荷煎。

散郁除蒸功最奇，肝虚则血病，归、芍养血平肝，木盛则土衰，术、草和中补土，柴胡升阳散热，茯苓利湿宁心，生姜暖胃祛痰，薄荷消风理血。《医贯》曰：方中柴胡、薄荷二味最妙，盖木喜风摇，寒即摧萎，温即发生，木郁则火郁，火郁则土郁，土郁则金郁，金郁则水郁，五行相因，自然之理也。余以一方治木郁，而诸郁皆解，逍遥散是也。

调经八味丹栀著。加丹皮、栀子名八味逍遥散，治肝伤血少。

藿香正气散治一切不正之气

藿香正气散，《局方》大腹苏，

甘桔陈苓术朴俱；

夏曲白芷加姜枣，

感伤外感、内伤岚瘴并能驱。

藿香、大腹皮、紫苏、茯苓、白芷各三两，陈皮、白术土炒、厚朴姜汁炒、半夏曲、桔梗各二两，甘草一两，每服五钱，加姜、枣煎。藿香理气和中，辟恶止呕；苏、芷、桔梗散寒利膈，以散表邪；腹、朴消满，陈、夏除痰以疏里滞；苓、术、甘草益脾去湿，以辅正气，正气通畅，则邪逆自已矣。

六和汤调和六气

六和汤，《局方》藿朴杏砂呈，

半夏木瓜赤茯并；

术参扁豆同甘草，

姜枣煎之六气平；藿香、厚朴、杏仁、砂仁、半夏、木瓜、赤茯苓、白术、人参、扁豆、甘草，加姜枣煎。能御风、寒、暑、湿、燥、火六气，故曰六和。藿香、杏仁理气化食，参、术、陈、夏补正匡脾，豆、瓜祛暑，赤茯行水，大抵以理气健脾为主，脾胃既强则诸邪不能干矣。

或益香薷或苏叶，

伤寒伤暑用须明。伤寒加苏叶，伤暑加香薷。

清脾饮 温疟

清脾饮严用和用青朴柴，

芩夏甘苓白术偕；

更加草果姜煎服，

热多阳疟此方佳。

青皮、厚朴醋炒、柴胡、黄芩、半夏姜制、甘草炙、茯苓、白术土炒、草果煨、加姜煎。疟不止加酒炒常山一钱，乌梅二个，大渴加麦冬、知母。疟疾一名脾寒，盖因脾胃受伤者居多。此方乃加减小柴胡汤从温脾诸方而一变也，青、柴平肝平滞，朴、夏平胃祛痰，芩苓清热利湿，术、草补脾调中，草果散太阴积寒，除痰截虐。

痛泻要方 痛泻

痛泻要方刘草窗陈皮芍，

防风白术煎丸酌；白术土炒三两，白芍酒炒四两，陈皮炒两半，防风一两，或煎或丸，久泻加升麻。

补土泻木理肝脾，陈皮理气补脾，防、芍泻木益土，

若作食伤医便错。

吴鹤皋曰：伤食腹痛，得泻便减，今泻而痛不减，故责之土败木贼也。

六、表里之剂 八首　附方五

大柴胡汤 发表攻里

大柴胡汤仲景用大黄，

枳实芩夏白芍将；

煎加姜枣表兼里，

妙法内攻并外攘；柴胡八两，大黄二两，枳实四枚，半夏半升，黄芩、芍药各三两，生姜二两，大枣十二枚。治阳邪入里，表证未除，里证又急者。柴胡解表，大黄、枳实攻里，黄芩清热，芍药敛阴，半夏和胃止呕，姜、枣调和营卫。按本方、次方治少阳阳明，后方治太阳阳明，为不同。

柴胡加芒硝汤义亦尔，小柴胡汤加芒硝六两，仲景。

仍有桂枝加大黄汤。仲景桂枝汤内加大黄一两，芍药三两。治太阳误下，转太阴大实痛者。

防风通圣散 表里实热

防风通圣散，河间大黄硝，

荆芥麻黄栀芍翘；

甘桔芎归膏滑石，

薄荷芩术力偏饶；

表里交攻阳热盛，

外科疡毒总能消。

大黄酒蒸、芒硝、防风、荆芥、麻黄、黑栀、白芍炒、连翘、川芎、当归、薄荷、白术各五钱，桔梗、黄芩、石膏各一两，甘草二两，滑石三两，加姜、葱煎。荆、防、麻黄、薄荷发汗而散热搜风，栀子、滑石、硝、黄利便而降火行水，芩、桔、石膏清肺泻胃，川芎、归、芍养血补肝，连翘散气聚血凝，甘、术能补中燥湿，故能汗不伤表，下不伤里也。

<h3 style="text-align:center">五积散<small>解散表里</small></h3>

五积散《局方》治五般积，寒积、食积、气积、血积、痰积。

麻黄苍芷芍归芎；

枳桔桂姜甘茯朴，

陈皮半夏加姜葱；当归、川芎、白芍、茯苓、桔梗各八分，苍术、白芷、厚朴，陈皮各六分，枳壳七分，麻黄、半夏各四分，肉桂、干姜、甘草各三分。重表者用桂枝，桂、麻解表散寒，甘、芍和里止痛，苍、朴平胃，陈、夏消痰，芎、归养血，茯苓利水，姜、芷祛寒湿，枳、桔利膈肠，一方统治多病，唯善用者，变而通之。

陈桂枳陈余略炒，三味生用，余药微炒，名熟味五积散。

熟料尤增温散功；

温中解表祛寒湿，

散痞调经用名充。

陶节庵曰：凡阴证伤寒，脉浮沉无力者，均服之，亦可加附子。

葛根黄芩黄连汤太阳阳明证，解表消里

葛根黄芩黄连汤，仲景

甘草四般治二阳；治太阳桂枝证，医误下之，邪入阳明，协热下利，脉促，喘而汗出者。葛根八两，炙草、黄芩各二两，黄连三两。

解表清里兼和胃，

喘汗自利保平康。

成无已曰：邪在里，宜见阴脉，促为阳盛，知表未解也，病有汗出而喘者，为邪气外甚，今喘而汗出，里热气逆，与此方散表邪清里热。脉数而止曰促。用葛根者，专主阳明之表。

参苏饮内伤外感

参苏饮元戎内用陈皮，

枳壳前胡半夏宜；

干葛木香甘桔茯，

内伤外感此方推；人参、紫苏、前胡、半夏姜制、

干葛、茯苓各七钱半，陈皮、枳壳麸炒、桔梗、木香、甘草各二钱，每服二钱，加姜、枣煎。治外感内伤，发热头痛，呕逆咳嗽，痰眩风泻。外感重者，去枣加葱白。紫苏、葛、前胡解表，参、苓、甘草补中，陈皮、木香行气破滞，半夏、枳、桔利膈祛痰。

　　参前若去芎柴入，

　　饮号芎苏治不差；去人参、前胡，加川芎、柴胡，名芎苏饮，不服参者宜之。

　　香苏饮《局方》仅陈皮草，

　　感伤内外亦堪施。香附炒、紫苏各二钱，陈皮去白一钱，甘草七分，加姜、葱煎。

<h2 style="text-align:center">茵陈丸<small>汗吐下兼行</small></h2>

　　茵陈丸《外台》用大黄硝，

　　龟甲常山巴豆邀；

　　杏仁栀豉蜜丸服，

　　汗吐下兼三法超；

　　时气毒疠及疟痢，

　　一丸两服量病调。

　　茵陈、芒硝、龟甲、炙栀子各二两，大黄五两，常山、杏仁炒各三两，巴豆一两去心皮炒，豉五合，蜜丸梧子大，每服一丸。或吐、或汗、或利，不应，再服一丸，不应以热汤投之。栀子、淡豉，栀子豉汤也，合常山可以涌吐，合杏仁可以解肌；大黄、芒硝，承气汤

也，可以荡热去实，合茵陈可以利湿退黄，加巴豆大热
以去藏府积寒，加龟甲滋阴以退血分寒热。此方备汗、
吐、下三法，虽云劫剂，实是佳方。

大羌活汤

大羌活汤即九味，

已独知连白术暨；即九味羌活汤加防己、独活、黄
连、白术、知母各一两，余药各三钱，每服五钱。

散热培阴表里和，

伤寒两感差堪慰。

两感伤寒：一曰太阳与少阴俱病，二曰阳明与太阳
俱病，三曰少阳与厥阴俱病。阴阳表里同时俱病，欲汗
则有里证，欲下则有表证。经曰：其两感于寒者必死。
仲景无治法，洁古为制此方间有生者。羌、独、苍、
防、细辛以散寒发热，芩、连、防己、知母、芎、地以
清里培阴，白术、甘草以固中和表里。

三黄石膏汤 解表清里

三黄石膏汤芩柏连，

栀子麻黄豆豉全；

姜枣细茶煎热服，寒因热用。

表里三焦热盛宣。

石膏两半，黄连、黄芩、黄柏各七钱，栀子三十
个，麻黄、淡豉各二合，每服一两，姜三片，枣二枚，

茶一撮，煎热服。治表里三焦大热，谵狂，斑衄，身目俱黄。黄芩泻上焦，黄连泻中焦，黄柏泻下焦，栀子通泻三焦之火以清里；麻黄、淡豉散寒发汗而解表；石膏体重能解肺胃之火，气轻亦能解肌也。

七、消补之剂 七首　附方六

平胃散 除湿散满

平胃散《局方》是苍术朴，

陈皮甘草四般药；苍术泔浸二钱，厚朴姜汁炒、陈
皮去白、甘草炙各一钱，姜、枣煎。

除湿散满驱瘴岚，

调胃诸方从此扩；苍术燥湿强脾，厚朴散满平胃，
陈皮利气行痰，甘草和中补土，泄中有补也。

或合二陈名平陈汤，治痰或五苓，名胃苓汤，治
泻。

硝黄麦曲均堪著；加麦芽、神曲消食，加大黄、芒
硝消积。

若合小柴胡名柴平，汤。

煎加姜枣能除疟；

又不换金正气散，

即是此方加夏藿。半夏、藿香。

保和丸 饮食触伤

保和丸神曲与山楂，

苓夏陈翘菔音卜子加；

曲糊为丸麦芽汤下，

亦可方中用麦芽；山楂去核三两，神曲、茯苓、半夏各一两，陈皮、菔子微炒、连翘各五钱。山楂消肉食，麦芽消谷食，神曲消食解酒，菔子下气制曲，茯苓渗湿，连翘散结，陈、夏健脾化痰。此内伤而气未病者，故但以和平之品消而化之，不必攻补也。

大安丸内加白术，二两。

消中兼补效堪夸。

健脾丸 补脾消食

健脾丸参术与陈皮，

枳实山楂麦蘖芽随；

曲糊作丸米饮下，

消补兼行胃弱宜；人参、白术土炒各二两，陈皮、麦芽各一两，山楂两半，枳实麸炒三两。陈皮、枳实理气化积，山楂消肉食，曲、麦消谷食，人参、白术益气强脾。

枳术丸洁古亦消兼补，白术土炒、枳实麸炒等分。

荷叶烧饭上升奇。荷叶包陈米饭，煨干为丸，引胃气及少阳甲胆之气上升。

参苓白术散 补脾

参苓白术散扁豆陈，

山药甘莲砂薏仁；数药利气强脾。

桔梗上浮载药上行兼保肺，恐燥上僭。

枣汤调服益脾神。人参、茯苓、白术土炒、陈皮、山药、甘草炙各一斤，扁豆炒十二两，莲肉炒、砂仁、苡仁炒、桔梗各半斤，共为末，每服二钱，枣汤或米饮调下。

枳实消痞丸 固脾消痞

枳实消痞丸，东垣四君全，

麦芽夏曲朴姜连；

蒸饼糊丸消积满，

清热破结补虚痊。

枳实麸炒、黄连、姜汁炒各五钱，人参、白术炒、麦芽炒、半夏曲、厚朴姜汁炒、茯苓各三钱，甘草炙、干姜各二钱。黄连、枳实治痞君药，麦、夏、姜、朴温胃散满，参、术、苓、草燥湿补脾，使气足脾运，痞乃化也。

鳖甲饮子 疟母

鳖甲饮子严氏治疟母，久疟不愈，中有积癖。

甘草芪术芍芎偶；

草果槟榔厚朴增，

乌梅姜枣同煎服。鳖甲醋炙、黄芪、白术土炒、甘草、川芎、白芍酒炒、草果面煨、槟榔、厚朴等分，姜三片，枣二枚，乌梅少许煎。鳖甲属阴入肝，退热散结为君，甘、陈、芪、术助阳补气，川芎、白芍养血和阴，草果温胃，槟榔破积，厚朴散满，甘草和中，乌梅酸敛，姜、枣和营卫。

葛花解醒汤解醒

葛花解醒汤香砂仁，

二苓参术蔻青陈；

神曲干姜兼泽泻，

温中利湿酒伤珍。

葛花、砂仁、豆蔻各一钱，木香一分，茯苓、人参、白术炒、青皮、陈皮各四分，神曲炒、干姜、猪苓、泽泻各五分。专治酒积及吐泻痞塞。砂、蔻、神曲皆能解酒，青皮、木香、干姜行气温中，葛花引湿热从肌肉出，苓、泻引湿热从小便出，益以参、术固其中气也。

八、理气之剂十一首　附方七

补中益气汤补气升阳

补中益气汤，东垣芪术陈，

升柴参草当归身；黄芪蜜炙钱半，人参、甘草炙各一钱、白术土炒、陈皮留白、归身各五分，升麻、柴胡各三分，加姜、枣煎，表虚者升麻用蜜水炒用。东垣曰：升、柴味薄性阳，能引脾胃清气行于阳道，以资春气之和；又行参、芪、甘草上行，充实腠理，使卫外为固。凡补脾胃之药，多以升阳补气名之者，此也。

虚劳内伤功独擅，

亦治阳虚外感因；虚人感冒不任发散者，此方可以代之，或加辛散药。

木香苍术易归术，

调中益气畅脾神。

除当归、白术加木香、苍术，名调中益气汤。前方加白芍、五味子，发中有收，亦名调中益气汤。俱李东垣方。

乌药顺气汤中气

乌药顺气汤，严用和芎芷姜，

橘红枳桔及麻黄；

僵蚕炙草姜煎服，

中气厥逆此方详。

厥逆痰塞，口噤脉伏，身温为中风，身冷为中气。中风多痰涎，中气无痰涎，以此为辨。许学士云：中气之证不可作中风治。喻嘉言曰：中风证多挟中气。

乌药、橘红各二钱，川芎、白芷、枳壳、桔梗、麻黄各一钱，僵蚕去绿嘴炒、炮姜、炙草各五分，加姜、枣煎。麻、梗、芎、芷发汗散寒以顺表气，乌、姜、陈、枳行气祛痰以顺里气，加僵蚕清化消风、甘草协和诸药。古云：气顺则风散。风邪卒中当先治标也。

越鞠丸六郁

越鞠丸丹溪治六般郁，

气血痰火湿食因；此六郁也。

芎苍香附兼栀曲，

气畅郁舒痛闷伸；吴鹤皋曰：香附开气郁，苍术燥湿郁，川芎调血郁，栀子清火郁，神曲消食郁，各等分，曲糊为丸。又湿郁加茯苓、白芷，火郁加青黛，痰郁加星、夏、瓜蒌、海石，血郁加桃仁、红花，气郁加木香、槟榔，食郁加麦芽、山楂，挟寒加吴茱萸。

又六郁汤苍芎附，

甘苓橘半栀砂仁。

苍术、川芎、香附、甘草、茯苓、橘红、半夏、栀

子、砂仁，此前方加味兼治痰郁，看六郁中之重者为
君，余药听证加减用之。

苏子降气汤 降气行痰

苏子降气汤，《局方》橘半归，

前胡桂朴草姜依；

下虚上盛痰嗽喘，

亦有加参贵合机。

苏子、橘红、半夏、当归、前胡、厚朴姜汁炒各一
钱、肉桂、炙甘草各五分，加姜煎。一方无桂加沉香。
苏子、前胡、橘红、半夏降气行痰，气行则痰行也。数
药兼能发表，加当归和血，甘草缓中，下虚上盛故又用
官桂引火归元。如气虚者亦有加人参、五味者。

四七汤 舒郁化痰

四七汤《三因》理七情气，七气，寒、热、喜、
怒、忧、愁、恚也，亦名七气汤。

半夏厚朴茯苓苏；半夏姜汁炒五钱，厚朴姜汁炒三
钱，茯苓四钱，紫苏二钱。郁虽由乎气，亦多挟湿挟
痰，故以半夏、厚朴除痰散滞，茯苓、苏叶利湿宽中，
湿去痰行，郁自除矣。

姜枣煎之舒郁结，

痰涎呕痛尽能舒；

又有《局方》名四七，汤。

参桂夏草妙更殊。人参、官桂、半夏各一钱，甘草五分，加姜煎。人参补气，官桂平肝，姜半夏祛痰，甘草和中，并不用利气之药，汤名四七者，以四味治人之七情也。

四磨汤<small>七情气逆</small>

四磨汤，严氏亦治七情侵，

人参乌药及槟沉；人参、乌药、槟榔、沉香等分。气逆故以乌药、槟榔而顺之，加参者恐伤其气也。

浓磨煎服调逆气，

实者枳壳易人参；

去参加入木香枳，

五磨饮子白酒斟。白酒磨服治暴怒卒死，名气厥。

代赭旋覆汤

代赭旋覆汤，仲景用人参，

半夏甘姜大枣临；

重以镇逆咸软痞，

痞鞕音硬噫音嗳气力能禁。

赭石一两，参二两，旋覆、甘草各三两，半夏半升，生姜五两，枣十二枚。旋覆之咸以软坚，赭石之重以镇逆，姜、夏之辛以散虚痞，参、甘、大枣之甘以补胃弱。

绀珠正气天香散 顺气调经

绀珠正气天香散，

香附干姜苏叶陈；

乌药舒郁兼除痛，

气行血行自经匀。

香附八钱，乌药二钱，陈皮、苏叶各一钱，干姜五分，每服五、六钱。乌、陈入气分而理气，香、苏入血分而利气，干姜兼入气血，用辛温以顺气平肝，气行则血行，经自调而痛自止矣。

橘皮竹茹汤 胃虚呃逆

橘皮竹茹汤治呕呃，

参甘半夏枇杷麦；

赤茯再加姜枣煎，

方由《金匮》此加辟。《金匮》方。

橘皮、竹茹各二两，人参一两，甘草五分，生姜半斤，枣三十枚，名橘皮竹茹汤。治哕逆，即呃逆也。后人加半夏、麦冬、赤茯苓、枇杷叶。呃逆由胃火上冲，肝胆之火助之，肺金之气不得下降也。竹茹、枇杷叶清肺和胃而降气，肺金清则肝木自平矣，二陈降痰逆，赤茯泻心火，生姜呕家圣药，久病虚羸，故以参、甘、大枣扶其胃气。

丁香柿蒂汤哮喘

丁香柿蒂汤，严氏人参姜，

呃逆因寒中气戕；丁香、柿蒂各二钱，人参一钱，
生姜五片。

《济生》香蒂仅二味，亦名丁香柿蒂汤，加姜煎。
古方单用柿蒂，取其苦温降气，济生加丁香、生姜，取
其开郁散痰，加参者扶其胃气也。

或加竹橘用皆良。加竹茹、橘红，名丁香柿蒂竹茹
汤。治同。

定喘汤

定喘汤白果与麻黄，

款冬半夏白皮汤；

苏杏黄芩兼甘草，

肺寒膈热喘哮尝。

白果炒黄三十枚，麻黄、半夏姜制、款冬各三钱，
桑皮蜜炙、苏子各二钱，杏仁、黄芩各钱半，甘草一
钱，加姜煎。麻黄、杏仁、桑皮、甘草散表寒而清肺
气，款冬温润，白果收涩定喘而清金，黄芩清热，苏子
降气，半夏燥痰，共成散寒疏壅之功。

九、理血之剂 十三首　附方七

四物汤 养血通剂

四物汤，《局方》地芍与归芎，

血家百病此方通；当归酒洗，生地各三钱，白芍二
钱，川芎钱半。当归辛苦甘温，入心脾主血为君；生地
甘寒，入心肾滋血为臣；芍药酸寒，入肝脾敛阴为佐；
川芎辛温，通行血中之气为使。

八珍汤合入四君子，参、术、苓、草。

气血双疗功独崇；四君补气，四物补血。

再加黄芪与肉桂，加黄芪助阳固卫，加肉桂引火归
元。

十全大补汤补方雄；补方之首。

十全除却芪地草，除生地、黄芪、甘草。

加粟米百粒煎之名胃风。汤。张元素治风客肠胃，
飧泄完谷及瘈疭牙闭。

人参养荣汤

人参养荣汤即十全，汤。见前四物下。

除却川芎五味联；

陈皮远志加姜枣，

脾肺气血补方先。

即十全大补汤除川芎，加五味、陈皮、远志。薛立斋曰：气血两虚，变生诸证，不问脉病，但服此汤，诸证悉退。

归脾汤引血归脾

归脾汤《济生》用术参芪，

归草茯神远志随；

酸枣木香龙眼肉，

煎加姜枣益心脾；

怔忡健忘俱可却，

肠风崩漏总能医。

人参、白术土炒、茯神、枣仁、龙眼肉各二钱，黄芪蜜炙钱半，当归酒洗、远志各一钱，木香、甘草炙各八分。血不归脾则妄行，参、芪、甘、术之甘温以补脾，志、茯、枣仁、龙眼之甘温酸苦以补心，当归养血，木香调气，气壮则自能摄血矣。

当归四逆汤益血复脉

当归四逆汤，仲景桂枝芍，

细辛甘草木通著；

再加大枣治阴厥，

脉细阳虚由血弱；当归、桂枝、芍药、细辛各二两，甘草炙、木通各二两，枣二十五枚。成氏曰：通脉者，必先入心补血，当归之苦以助心血；心苦缓，急食酸以收之，芍药之酸以收心气；肝苦急，急食甘以缓之，甘草、大枣、木通以缓阴血。

内有久寒加姜茱，素有酒寒者，加吴茱萸二升，生姜半斤酒煎，名四逆加吴茱萸生姜汤，仲景。

发表温中通脉络；桂枝散表风，吴茱萸、姜、细辛温经，当归、木通通经复脉。

不用附子及干姜，

助阳过剂阴反灼。

姜附四逆在于回阳，当归四逆在于益血复脉。故虽内有久寒，只加生姜、吴茱萸，不用干姜、附子，恐反灼其阴也。

养心汤 补血宁心

养心汤用草芪参，

二茯芎归柏子寻；

夏曲远志兼桂味，

再加酸枣总宁心。

黄芪蜜炙、茯苓、茯神、川芎、当归酒洗、半夏曲各一两，甘草炙一钱，人参、柏子仁去油、肉桂、五味子、远志、枣仁炒各二钱半，每服五钱。参、芪补心气，芎、归养心血，二茯、柏仁、远志泄心热而宁心神，五味、枣仁收心气之散越，半夏去扰心之痰涎，甘草补土以培心子，赤桂引药以达心经。

桃仁承气汤膀胱蓄血

桃仁承气汤，仲景五般奇，

甘草硝黄并桂枝；桃仁去皮尖研五十枚，大黄四两，芒硝、桂枝、甘草各二两。硝、黄、甘草调胃承气也。热甚搏血，故加桃仁润燥缓肝；表证未除，故加桂枝调经解表。

热结膀胱小腹胀，

如狂蓄血最相宜。小腹胀而小便自利，知为蓄血，下焦蓄血发热，故如狂。

犀角地黄汤胃热吐衄

犀角地黄汤芍药丹，生地半两，白芍一两，丹皮、犀角二钱半，每服五钱。

血升胃热火邪干；

斑黄阳毒皆堪治，犀角大寒，解胃热而清心火；芍药酸寒，和阴血而散肝火；丹皮苦寒，散血中之伏火；生地大寒，凉血而滋水，以其平诸药之僭逆也。

或益柴芩总伐肝。因怒致血者，加柴胡、黄芩。

咳血方咳嗽痰血

咳血方丹中诃子收，

瓜蒌海石山栀投；

青黛蜜丸口嚼化，

咳嗽痰血服之瘳。

诃子煨取肉、瓜蒌仁去油、海石去砂、栀子炒黑、青黛水飞，等分蜜丸。嗽甚加杏仁。青黛清泻肝火，栀子清肺凉心，瓜蒌润燥滑痰，海石软坚止嗽，诃子敛肺定喘。不用血药者，火退而血自止也。

秦艽白术丸血痔便秘

东垣秦艽白术丸，

归尾桃仁枳实攒；

地榆泽泻皂角子，

糊丸血痔便艰难；大肠燥结，故便难。秦艽、白术、归尾酒洗、桃仁研、地榆一两，枳实麸炒、泽泻、皂角子烧存性各五钱，糊丸。归尾、桃仁以活血，秦艽、皂子以润燥，枳实泄胃热，泽泻泻湿邪，地榆以破血止血，白术以燥湿益气。

仍有苍术防风剂，

润血疏风燥湿安。

本方除白术、归尾、地榆，加苍术、防风、大黄、黄柏、槟榔，名秦艽苍术汤。除枳实、皂角、地榆，加防风、升麻、柴胡、陈皮、炙甘草、黄柏、大黄、红花，名秦艽除风汤。治并同。

槐花散便血

槐花散用治肠风，

侧柏叶黑荆芥枳壳充；

为末等分米饮下，

宽肠凉血逐风功。

槐花、柏叶凉血，枳壳宽肠，荆芥理血疏风。

小蓟饮子

小蓟饮子藕节蒲黄，炒黑。

木通滑石生地襄；

归草当归、甘草栀子淡竹叶，等分煎服。

血淋热结服之良。

小蓟、藕节散瘀血，生地凉血，蒲黄止血，木通泻
心火达小肠，栀子散郁火出膀胱，竹叶清肺凉心，滑石
泻热利窍，当归引血归经，甘草和中调气。

四生丸血热妄行

四生丸《济生》用三般叶，

侧柏艾荷生地协；侧柏叶、艾叶、荷叶、生地黄。

等分生捣如泥煎，

血热妄行止衄慲。

侧柏、生地补阴凉血，荷叶散瘀血、留好血，艾叶
生者性温，理气止血。

复元活血汤损伤积血

复元活血汤《发明》柴胡，

花粉当归山甲俱；
桃仁红花大黄草，
损伤瘀血酒煎祛。

　　柴胡五钱，花粉、当归、穿山甲炮、甘草、红花各
三钱，桃仁五十枚去皮尖研，大黄一两，每服一两，酒
煎。血积必于两胁，属肝胆经，故以柴胡引用为君，以
当归活血脉，以甘草缓其急，以大黄、桃仁、红花、山
甲、花粉破血润血。

十、祛风之剂 十二首　附方三

小续命汤风证通剂

小续命汤《千金》桂附芎，

麻黄参芍杏防风；

黄芩防己兼甘草，

六经风中此方通。

通治六经中风，喎邪不遂，语言謇涩，及刚柔二痉，亦治厥阴风湿。防风一钱二分，桂枝、麻黄、人参、白芍酒炒、杏仁炒研、川芎酒洗、黄芩酒炒、防己、甘草炙各八分，附子四分，姜、枣煎。麻黄、杏仁，麻黄汤也，治寒；桂枝、芍药，桂枝汤也，治风；参、草补气，芎、芍养血，防风治风淫，防己治湿淫，附子治寒淫，黄芩治热淫，故为治风套剂。

刘宗厚曰：此方无分经络，不辨寒热虚实，虽多亦奚以为。

昂按：此方今人罕用，然古今风方，多从此方损益为治。

大秦艽汤搜风活血降火

大秦艽汤《机要》羌活防，

芎芷辛芩二地黄；

石膏归芍苓甘术，

风邪散见可通尝。

治中风，风邪散见不拘一经者。秦艽、石膏各三两，羌活、独活、防风、川芎、白芷、黄芩酒炒、生地酒洗、熟地、当归酒洗、芍药酒炒、茯苓、甘草炙、白术土炒各一两，细辛五钱，每服一两。刘宗厚曰：秦艽汤、愈风汤，虽有补血之药，而行经散风之剂居其大半，将何以养血而益筋骨也？

昂按：治风有三法，解表攻里行中道也。初中必挟外感，故用风药解表散寒，而用血药、气药调里活血降火也。

三生饮 卒中痰厥

三生饮《局方》用乌附星，

三生皆用木香听；生南星一两，生川乌、附子去皮各五钱，木香二钱。

加参对半扶元气，每服一两，加参一两。

卒中痰迷服此灵；乌、附燥热行经逐寒，南星辛烈除痰散风，重用人参以扶元气，少佐木香以行逆气。《医贯》曰：此行经散痰之剂，斩关擒王之将，宜急用之。凡中风口闭为心绝，手撒为脾绝，眼合为肝绝，遗尿为肾绝，鼻鼾为肺绝。吐沫直视，发直头摇，面赤如朱，汗坠如珠者，皆不治。若服此汤间有生者。

星香散亦治卒中，

体肥不渴邪在经。中藏、中府者重，中经者稍轻。
胆星八钱，散痰；木香二钱，行气，为末服。易简方加
姜煎服，名星香散。

地黄饮子痰厥风邪

地黄饮子河间山茱斛，

麦味菖蒲远志茯；

苁蓉桂附巴戟天，

少入薄荷姜枣服；熟地、山萸肉、石斛、麦冬、五
味、石菖蒲、远志、茯苓、肉苁蓉、官桂、附子炮、巴
戟天等分，每服五钱，加薄荷少许煎。

喑厥风痱能治之，口噤身疼为喑厥，四肢不收为风
痱。

火归水中水生木。

熟地以滋根本之阴，桂、附、苁蓉、巴戟以返真元
之火，山茱、石斛平胃温肝，志、苓、菖蒲补心通肾，
麦、味保肺以滋水源，水火既交，风火自息矣。

刘河间曰：中风非外中之风，良由将息失宜，心火
暴甚，肾水虚衰，不能制之，故卒倒无知也。治宜和脏
腑通经络，便是治风。

《医贯》曰：痰涎上涌者，水不归元也；面赤烦渴
者，火不归元也。惟桂、附能引火归元，火归水中则水
能生木，木不生风而风自息矣。

独活汤

独活汤<small>瘈疭昏愦</small>

独活汤丹溪中羌独防，

芎归辛桂参夏菖；

茯神远志白薇草，

瘈疭<small>音炽</small>纵昏愦力能匡。

　　羌活、独活、防风、当归、川芎、细辛、桂心、人
参、半夏、菖蒲、茯神、远志、白薇各五钱，甘草炙二
钱半，每服一两，加姜、枣煎。肝属风而主筋，故瘈疭
为肝邪。二活、防风治风，辛、桂温经，半夏除痰，
芎、归和血，血活则风散也，肝移热于心则昏愦，人参
补心气，菖蒲开心窍，茯神、远志安心，白薇退热止
风，风静火息，血活神宁，瘈疭自已矣。

顺风匀气散<small>㖞僻偏枯</small>

顺风匀气散术乌沉，

白芷天麻苏叶参；

木瓜甘草青皮合，

㖞僻偏枯口舌喑。

　　口眼㖞斜，偏枯不遂，皆由宗气不能周于一身。白
术二钱，乌药钱半，天麻、人参各五分，苏叶、白芷、
木瓜、青皮、甘草炙、沉香磨各三分，加姜煎。天麻、
苏、芷以疏风气，乌药、青、沉以行滞气，参、术、炙
草以补正气，气匀则风顺矣，木瓜伸筋，能于土中泻

木。

上中下通用痛风汤上中下痛风

黄柏苍术天南星，

桂枝横行防己下行及威灵；仙，上下行。

桃仁红花龙胆草，下行。

羌芷上行川芎上下行神曲停；

痛风湿热兴痰血，

上中下通用之听。

黄柏酒炒、苍术泔浸、南星、姜各二两半、防己、桃仁去皮尖、胆草、白芷、川芎、神曲炒各一两，桂枝、威灵仙、红花、羌活各二钱半，曲糊丸，名上中下通用痛风汤。黄柏清热，苍术燥湿，龙胆泻火，防己利水，四者治湿与热；桃仁、红花活血去瘀，川芎血中气药，南星散风燥痰，四者活血与痰；羌活去百节风，白芷去头面风，桂枝、威灵去臂胫风，四者所以治风；加神曲者，消中焦陈积之气也，证不兼者，加减为治。

独活寄生汤风寒湿痹

独活寄生汤，《千金》艽防辛，

芎归地芍桂苓均；

杜仲牛膝人参草，

冷风顽痹屈能伸；独活、桑寄生、秦艽、防风、细辛、川芎酒洗、当归酒洗、白芍酒炒、熟地、桂心、茯苓、杜仲姜汁炒断丝、牛膝、人参、甘草等分，每服四钱。

若去人参加芪续，黄芪、续断。

汤名三痹古方珍。名三痹汤，治风寒湿三痹。

喻嘉言曰：此方用参、芪、四物一派补药，加芎、防胜风湿，桂、辛胜寒，细辛、独活通肾气，凡治三气袭虚成痹者，宜准诸此。

消风散消风散热

消风散内羌防荆，

芎朴参苓陈草并；

僵蚕蝉蜕藿香入，

为末茶调或酒行；

头痛目昏项背急，

顽麻瘾疹服之清。

人参、茯苓、防风、川芎、羌活、僵蚕炒、蝉蜕、藿香各二两，荆芥、厚朴姜汁炒、陈皮去白、甘草炙各五钱，每服三钱，茶调下，疮癣酒下。羌、防、芎、荆治头目项背之风，僵蚕、蝉蜕散咽膈皮肤之风，藿香、厚朴去恶散满，参、苓、甘、桔辅正调中。

川芎茶调散头目风热

川芎茶调散《局方》荆防，

辛芷薄荷甘草羌；

目昏鼻塞风攻上，

正偏头痛悉平康；

薄荷三钱，川芎、荆芥各四钱，防风钱半，细辛一钱，羌活、白芷、甘草炙各二钱，为末，每服三钱，茶调下。羌活治太阳头痛，白芷治阳明头痛，川芎治少阳、厥阴头痛，细辛治少阴头痛，防风为风药卒徒，薄荷、荆芥散风热而清头目，以风热上攻，宜于升散，巅顶之上，惟风药可到也。加甘草以缓中，加茶调以清降。

方内如加僵蚕菊，

菊花茶调散用亦藏。菊花清头目，僵蚕去风痰。

青空膏风湿头风

青空膏，东垣芎草柴芩连，

羌防升之入顶巅；

为末茶调如膏服，

正偏头痛一时蠲。

川芎五钱，甘草炙两半，柴胡七钱，黄芩酒炒、黄连酒炒、羌活、防风各一两，每服三钱。风寒湿热上攻头脑则痛，头两旁属少阳，偏头痛属少阳相火。芩、连苦寒，以羌、防、川、柴升之，则能去湿热于高巅之上矣。

人参荆芥散_{妇人血风劳}

人参荆芥散《妇宝》熟地，

防风柴枳芎归比；

酸枣鳖羚桂术甘，

血风劳作风虚治。

　　血脉空疏，乃感风邪，寒热盗汗，久渐成劳。人参、荆芥、熟地、柴胡、枳壳、枣仁炒、鳖甲童便炙、羚羊角、白术各五分，防风、甘草炙、当归、川芎、桂心各三分，加姜煎。防风、柴、羚以疏风平木，地黄、龟、鳖以退热滋阴，芎、归、桂枝以止痛调经，参、术、炙草、枣仁以敛汗补虚，除烦进食。

十一、祛寒之剂十二首　附方二

理中汤寒客中焦

理中汤仲景主理中乡，仲景曰：理中者，理中焦。

甘草人参术黑姜；白术土炒二两，人参、干姜炮、甘草炙各一两。治太阴厥逆，自利不渴，脉沉无力。人参利气益脾为君，白术健脾燥湿为臣，甘草和中补土为佐，干姜温胃散寒为使。

呕利腹痛阴寒盛，

或加附子总扶阳。名附子理中汤。

真武汤阴证厥逆

真武汤仲景壮肾中阳，

茯苓术芍附生姜；附子一枚炮、白术二两炒、茯苓、白芍炒、生姜各三两。

少阴腹痛有水气，

悸眩瞤惕保安康。

中有水气故必悸，头眩；汗多亡阳，故肉瞤筋惕。瞤：音纯，动貌。苓、术补土利水以疗悸眩，姜、附回阳益火以逐虚寒，芍药敛阴和营以止腹痛。真武，北方水神，肾中火足，水乃归元。此方补肾之阳，壮火而利水，故名。

四逆汤<small>阴盛格阳</small>

四逆汤仲景中姜附草，

三阴厥逆太阳沉；附子一枚生用，干姜一两，甘草
炙二两，冷服。专治三阴厥逆，太阳初证脉沉亦用之。

或益姜葱参芍桔，

通阳复脉力能任。音仁。

面赤，格阳于上也。加葱白通阳，腹痛加白芍和
阴，咽痛加桔梗，呕吐利止，脉不出加人参补气复脉，
呕吐加生姜以散逆气。

白通加人尿猪胆汁汤<small>吐利寒厥</small>

白通加人尿猪胆汁，汤，仲景。尿：音鸟，去声，
小便也。俗读平声，非。

干姜附子兼葱白；附子一枚炮，干姜一两，葱白四
茎，此白通汤也。葱白以通阳气，姜、附以散阴寒，加
人尿五合，猪胆汁一合。

热因寒用妙义深，

阴盛格阳厥无脉。

阴寒内盛，格阳于外，故厥热无脉。纯与热药，则
寒气格拒，不得达入，故于热剂中加尿汁，寒药以为引
用，使得入阴而回阳也。

吴茱萸汤

吴茱萸汤仲景人参枣，

重用生姜温胃好；

阳明寒呕太阳热呕忌用少阴下利，

厥阴头痛皆能保。

吴茱萸一升炮，人参三两，生姜六两，枣十二枚。姜、茱、参、枣补土散寒，茱萸辛热能入厥阴，治肝气上逆而致呕利腹痛。

益元汤戴阳烦躁

益元汤，《活人》艾附与干姜，

麦味知连参草将；附子炮、艾叶、干姜、麦冬、五味、知母、黄连、人参、甘草。艾叶辛热，能回阳。

姜枣葱煎入童便，冷服。

内寒外热名戴阳。

此乃阴盛格阳之证。面赤身热，不烦而躁，但饮水不入口，为外热内寒。此汤姜、附加知、连与白通加人尿、猪胆汁同义，乃热因寒药为引用也。

按：内热曰烦，为有根之火；外热曰躁，为无根之火。故但躁不烦及先躁后烦者，皆不治。

回阳救急汤三阴寒泻

回阳救急汤，节庵曰：即四逆汤用六君，

桂附干姜五味群；附子炮、干姜、肉桂、人参各五分，白术、茯苓各一钱，半夏、陈皮各七分，甘草三分，五味九粒，姜煎。

加麝三厘或猪胆汁，

三阴寒厥见奇勋。

姜、桂、附子祛其阴寒，六君温补助其阳气，五味、人参以生其脉，加麝香者以通其窍，加胆汁者热因寒用也。

四神丸<small>肾虚脾泻</small>

四神丸故纸吴茱萸，

肉蔻五味四般须；

大枣百枚姜八两，破故纸四两酒浸炒，吴茱萸一两盐水炒，肉豆蔻三两面裹煨，五味子三两姜炒，生姜同煎，枣烂即去姜，捣枣肉为丸，临卧盐汤下。若早服，不能敌一夜之阴寒也。

五更肾泻火衰扶。

由肾命火衰，不能生脾土，故五更将交阳分，阳虚不能键闭而泄泻，不可专责脾胃也。故纸辛温能补相火以通君火，火盛乃能生土，肉蔻暖胃固肠，吴茱燥脾去湿，五味补肾涩精，生姜温中，大枣补土，亦以防水也。

厚朴温中汤 虚寒胀满

厚朴温中汤陈草苓，
干姜草蔻木香停；
煎服加姜治腹痛，
虚寒胀满用皆灵。

厚朴、陈皮各一钱，甘草、茯苓、草豆蔻、木香各五分，干姜三分，加姜煎。干姜、草蔻辛热以散其寒，陈皮、木香辛温以调其气，厚朴辛温以散满，茯苓甘淡以利湿，甘草甘平以和中，寒散气行，痛胀自已矣。

导气汤 寒疝

寒疝痛用导气汤，
川楝茴香与木香；
吴茱煎以长流水，
散寒通气和小肠。

疝亦名小肠气。川楝四钱，木香五钱，茴香二钱，吴茱一钱，汤泡同煎。川楝苦寒，入肝舒筋，能导小肠、膀胱之热从小水下行，为治疝君药；茴香暖胃散寒；吴茱温肝燥湿；木香行三焦通气。

疝气方 寒湿疝气

疝气方丹溪用荔枝核，
栀子山楂枳壳益；荔枝双结状类睾丸，能入肝肾，辟寒散滞；栀子泻火利水；枳壳行气破癥；山楂散瘀磨积。睾：音皋，肾子也。

再入吴茱暖厥阴，疝乃厥阴肝邪，非肾病，以肝脉络阴器也。

长流水煎疝痛释。等分或为末，空心服。

橘核丸利疝

橘核丸《济生》中川楝桂，

朴实延胡藻带昆；

桃仁二木酒糊合，

癫疝痛顽盐酒吞。

橘核、川楝子、海藻、海带、昆布、桃仁各二两，桂心、厚朴、枳实、延胡索、木通、木香各五钱，酒糊为丸，盐汤或酒下。橘核、木香能入厥阴气分而行气，桃仁、延胡能入厥阴气分而活血，川楝、木通能导小肠膀胱之湿，官桂能祛肝肾之寒，厚朴、枳实行结水而破宿血，昆布、藻、带寒行水而咸软坚。

十二、祛暑之剂 五首 附方十一

三物香薷饮 散暑和脾

三物香薷饮，《局方》豆朴先，香薷辛温香散，能入脾肺，发越阳气以散蒸热；厚朴除湿散满；扁豆清暑和脾。

若云热盛加黄连；名黄连香薷饮，《活人》治中暑热盛，口渴心烦。

或加苓草茯苓，甘草名五物香薷饮，

利湿去暑木瓜宜；加木瓜名六味香薷饮，木瓜、茯苓治湿盛。

再加参芪与陈术，

兼治中伤十味全；六味加参、芪、陈皮、白术名十味香薷饮。

二香散合入香苏饮，五物香薷饮合香苏饮，香附、紫苏、陈皮、苍术名二香散，治外感内伤，身寒腹胀。

仍有藿薷汤香葛汤传。三物香薷饮合藿香正气散名藿薷汤，治伏暑吐泻。三物香薷饮加葛根名香葛汤，治暑月伤风。

清暑益气汤 补肺生津，清热燥湿

清暑益气汤，东垣参草芪，

当归麦味青陈皮；

曲柏葛根苍白术，

升麻泽泻枣姜随。

人参、黄芪、甘草炙、当归酒洗、麦冬、五味、青皮麸炒、陈皮留白、神曲炒、黄柏酒炒、葛根、苍术、白术土炒、升麻、泽泻，加姜、枣煎。热伤气，参、芪补气敛汗；湿伤脾，二术燥湿强脾；火旺则金病而水衰，故用麦、味保肺生津；黄柏泻火滋水，青皮理气而破滞，当归养血而和阴，曲、草和中而消食，升、葛以升清，泽泻以降浊也。

缩脾饮 温脾清暑

缩脾饮用清暑气，

砂仁草果乌梅暨；

甘草葛根扁豆加，

吐泻烦渴温脾胃；砂仁、草果煨、乌梅、甘草炙各四两，扁豆炒研、葛根各二两。暑必兼湿，而湿属脾土，故用砂仁、草果利气温脾，扁豆解暑渗湿，葛根升阳生津，甘草补土和中，乌梅清热止渴。

古人治暑多用温，如香薷饮、大顺散之类。

暑为阴证此所谓；洁古曰：中热为阳证，为有余；

中暑为阴证，为不足。经曰：脉虚身热，得之伤暑。

大顺散杏仁姜桂甘，

散寒燥湿斯为贵。先将甘草白沙炒，次入干姜、杏仁炒，合肉桂为末，每服一钱。吴鹤皋曰：此非治暑，乃治暑月饮冷受伤之脾胃耳。

生脉散大补复脉

生脉散麦味与人参，

保肺清心治暑淫；

气少汗多兼口渴，

病危脉绝急煎斟。

人参五分，麦冬八分，五味子九粒。人参大补肺气，麦冬甘寒润肺，五味酸收敛肺并能泻火生津。盖心主脉，肺朝百脉，补肺清心则气充而脉复。将死脉绝者服之，能令复生。夏月火旺烁金，尤宜服之。

六一散清暑利湿

六一散滑石同甘草，

解肌行水兼清燥；

统治表里及三焦，

热渴暑烦泻痢保；

滑石六两，甘草一两，灯心汤下，亦有用姜汤下者。滑石气轻解肌，质重泻火，滑能入窍，淡能行水，故能通治上下表里之湿热；甘草泻火和中，又以缓滑石之寒滑。

　　益元散碧玉散与鸡苏散，

　　砂黛薄荷加之好。 前方加辰砂，名益元散，取其清心；加青黛名碧玉散，取其凉肝；加薄荷名鸡苏散，取其散肺也。

十三、利湿之剂 十三首　附方八

五苓散 行水经剂

五苓散仲景治太阳府，太阳经热传入膀胱府者用之。

白术泽泻猪茯苓；

膀胱气化添官桂，

利便消暑烦渴清；猪苓、茯苓、白术炒各十八铢，泽泻一两六铢，桂半两，每服三钱。二苓甘淡利水，泽泻甘咸泻水，能入肺肾而通膀胱，导水以泻火邪，加白术者补土以制水，加官桂者，气化乃能出也。经曰：膀胱者，州都之官，津液藏焉，气化则能出矣。

除桂名为四苓散，

无寒但渴服之灵；湿胜则气不得施化，故渴，利其湿则渴自止。

猪苓汤仲景除桂与术，

加入阿胶滑石停；猪苓、茯苓、泽泻、阿胶、滑石各一两。滑石泻火解肌，最能行水。吴鹤皋曰：以诸药过燥，故加阿胶以存津液。

此为和湿兼泻热，

黄疸小便闭渴呕宁。

五苓治湿胜，猪苓兼热胜。

小半夏加茯苓汤 行水消痞

小半夏加茯苓汤，仲景。

行水消痞有生姜；半夏一升，茯苓三两，生姜半斤，除茯苓名小半夏汤。

加桂除夏治悸厥，

茯苓甘草汤名彰。

加桂枝、甘草除半夏，名茯苓甘草汤。仲景治伤寒水气乘心，厥而心下悸者，先治其水却治其厥，火因水而下行则眩，悸止而痞满治矣。

肾著汤 湿伤腰肾

肾着汤《金匮》内用干姜，

茯苓甘草白术襄；

伤湿身痛与腰冷，

亦名干姜苓术汤；干姜炮、茯苓各四两，甘草炙、白术炒各二两。此数药行水补土，此湿邪在经而未入府脏者。

黄芪防己汤，《金匮》除姜茯，

术甘姜枣共煎尝；

此治风水与诸湿，

身重汗出服之良。

黄芪、防己各一两，白术七钱半，甘草炙五钱，加

姜、枣煎。防己大辛苦寒，通行十二经，开窍行水，黄
芪生用达表，白术燥湿强脾并能止汗，加甘草者，益土
所以制水，又缓防己之峻急性也。

舟车丸燥实阳水

舟车丸，河间牵牛及大黄，

遂戟芫花又木香；

青皮橘皮加轻粉，

燥实阳水却相当。

口渴面赤气粗，便秘而肿胀者，为阳水。黑牵牛四
两炒，大黄二两酒浸，甘遂面裹煨、芫花醋炒、大戟面
裹煨、青皮炒、橘红各一两，木香五钱，轻粉一钱，水
丸。牵牛、大黄、遂、戟、芫花行水厉药，木香、青、
陈以行气，少加轻粉以透经络，然非实证不可轻投。

疏凿饮阳水

疏凿饮子槟榔及商陆，

苓皮大腹同椒目；

赤豆芫羌泻木通，

煎益姜皮阳水服。

槟榔、商陆、茯苓皮、大腹皮、椒目、赤小豆、秦
艽、羌活、泽泻、木通等分，加姜皮、枣煎。艽、羌散
湿上升，通、泻泻湿下降，苓、腹、姜皮行水于皮肤，
椒、豆、商、槟攻水于腹里，亦上下表里分消之意。

实脾饮 虚寒阴水

实脾饮，严氏苓术与木瓜，

甘草木香大腹加；

草蔻附姜兼厚朴，

虚寒阴水效堪夸。

便利不渴而肿胀者为阴水。茯苓、白术土炒、木瓜、甘草、木香、大腹皮、草豆蔻煨、附子炮、黑姜、厚朴炒、加姜、枣煎。脾虚补以苓、术、甘草，脾寒温以蔻、附、黑姜，脾湿利以茯苓、大腹皮，脾滞导以厚朴、木香。又土之不足由于木之有余，木瓜、木香皆能平肝泻木，使木不克土，而脾和则土能制水而脾实矣。

经曰：湿胜则地泥，实土正所以制水也。

五皮饮 脾虚肤肿

五皮饮《澹寮》用五般皮，

陈茯姜桑大腹奇；陈皮、茯苓皮、姜皮、桑白皮、大腹皮。

或用五加皮易桑白，

脾虚肤胀此方司。

脾不能为胃行其津液，故水肿，半身以上宜汗，半身以下宜利小便。此方于泻水之中仍寓调补之意。皆用皮者，水溢皮肤，以皮行皮也。

羌活胜湿汤 湿气在表

羌活胜湿汤，《局方》羌独芎，

甘蔓藁本与防风；

湿气在表头腰重，痛。

发汗升阳有异功；

风能胜湿升能降，气升则水自降。

不与行水渗湿同；湿气在表宜汗，又风能胜湿，故
用风药上升，使湿从汗散。羌活、独活各一钱，川芎、
甘草、炙藁本、防风各五分，蔓荆子三分。如有寒湿加
附子、防己。

若除独活芎蔓草，

除湿汤升麻苍术充。除独活、川芎、蔓荆、甘草，
加升麻、苍术名羌活除湿汤。治风湿身痛。

大橘皮汤 水肿泄泻

大橘皮汤治湿热，

五苓六一二方缀；

陈皮木香槟榔增，

能消水肿及泄泻。

用五苓散：赤茯苓一钱，猪苓、泽泻、白术、桂各
五分。用六一散：滑石六钱，甘草一钱。加陈皮钱半，
木香、槟榔各三分，每服五钱，加姜煎。小肠之水并入
大肠，致小肠不利而大便泄泻。二散皆行水泻热之药，

加槟榔峻下，陈皮、木香理气以利小便而实大便也。水肿亦湿热为病，故皆治之。

茵陈蒿汤_{黄疸}

茵陈蒿汤仲景治黄疸，

阴阳寒热细推详；

阳黄大黄栀子入，瘀热在里，口渴便秘，身如橘色，脉沉实者为阳黄。茵陈六两，大黄二两酒浸，栀子十四枚。茵陈发汗利水，能泄太阴阳明之湿热，栀子导湿热出小便，大黄导湿出大便。

阴黄附子与干姜；以茵陈为主，如寒湿阴黄，色暗便溏者，除栀子、大黄加干姜、附子以燥湿散寒。

亦有不用茵陈者，

仲景柏皮栀子汤。黄柏二两，栀子五十枚，甘草一两。

按：阳黄，胃有瘀热者宜下之，如发热者则势外出而不内入，不必汗下，惟用栀子、黄柏清热利湿以和解之。若小便利，色白无热者，仲景作虚劳治，用小建中汤。

八正散_{淋痛尿血}

八正散，《局方》木通与车前，

萹蓄大黄滑石研；

甘草梢瞿麦兼栀子，

煎加灯草痛淋蠲。

一方有木香治湿热下注，口渴咽干，淋痛尿血，小腹急满。木通、灯草、瞿麦降心火入小肠，车前清肝火入膀胱，栀子泻三焦郁火，大黄、滑石泻火利水之捷药，萹蓄利便通淋，草梢入茎止痛。虽治下焦，而不专于治下，必三焦通利，水乃下行也。

萆薢分清饮_{肾淋白浊}

萆薢分清饮石菖蒲，

甘草梢乌药益智俱；甘草梢减半，余药等分。

或益茯苓盐煎服，加盐少许。

通心固肾浊精驱；遗精白浊。萆薢能泄厥阴、阳明湿热，去浊分清；乌药疏逆气而止便数；益智固脾胃而开郁结；石菖蒲开九窍而通心；甘草梢达肾茎而止痛；使湿热去而心肾通，则气化行而淋浊止矣。以此疏泄为禁止者也。

缩泉丸益智同乌药，等分。

山药为糊丸便数需。盐汤下，治便数遗尿。

当归拈痛汤_{湿气疮疡}

当归拈痛汤，东垣羌防升，

猪泽茵陈芩葛朋；

二术苦参知母草，

疮疡湿热服皆应。

当归酒洗、羌活、防风、升麻、猪苓、泽泻、茵陈、黄芩酒炒、葛根、苍术、白术土炒、苦参、知母并酒炒、甘草炙。羌活通关节，防风散留湿，苦参、黄芩、茵陈、知母以泄湿热，当归以和气血，升、葛助阳而升清，苓、泻泻湿降浊，参、甘、二术补正固中，使苦寒不伤胃，疏泄不伤气也。

刘宗厚曰：此方东垣本治湿热脚气，后人用治诸疮甚验。

十四、润燥之剂 十三首　附方二

炙甘草汤 *虚劳肺痿*

炙甘草汤仲景参姜桂，

麦冬生地大麻仁；

大枣阿胶加酒服，

虚劳肺痿效如神。

甘草炙、人参、生姜、桂枝各三两，阿胶蛤粉炒二两，生地一斤，麦冬、麻仁研各半斤，枣十二枚，水酒各半煎。仲景治伤寒脉结代，心动悸及肺痿唾多。

《千金翼》用治虚劳。《宝鉴》用治呃逆。《外台》用治肺痿。参、草、麦冬益气复脉，阿胶、生地补血养阴，枣、麻润滑以缓脾胃，姜、桂辛温以散余邪。

滋燥养荣汤 *血虚风燥*

滋燥养荣汤两地黄，

芩甘归芍及芃防；芃、防风药润剂。

爪枯肤燥兼风秘，

火灼金伤血液亡。

当归酒洗二钱，生、熟地、白芍炒、黄芩酒炒、秦芃各一钱，防风、甘草各五分。

活血润燥生津饮 内燥血枯

活血润燥生津液，丹溪。
二冬熟地兼瓜蒌；
桃仁红花及归芍，
利便通幽善泽枯。

熟地、当归、甘、芍各一钱，天冬、麦冬、瓜蒌各八分，桃仁研、红花各五分。

润肠丸

润肠丸东垣用归尾羌，

桃仁麻仁及大黄；归尾、羌活、大黄各五钱，桃仁、大麻仁各一两，蜜丸。归尾、桃仁润燥活血，羌活散火搜风，大黄破结通幽，麻仁滑肠利窍。

或加羌防皂角子，风湿加秦艽、防风，皂角子烧存性研。皂角子得湿则滑，善通便秘，艽、防治风。

风秘血秘善通肠。风燥、血燥致大便秘。

韭汁牛乳饮 反胃噎膈

韭汁牛乳饮，丹溪反胃滋，
养荣散瘀润肠奇；
五汁安中饮，张任候姜梨藕，
三般加入用随宜。

牛乳半斤，韭叶汁少许，滚汤顿服，名韭汁牛乳

饮。牛乳六分，韭汁、姜汁、藕汁、梨汁各一分，和
服，名五汁安中饮。并治噎膈反胃。噎膈由火盛或血
枯，或有瘀血寒痰阻滞胃口，故食入反出也。牛乳润燥
养血，为君；韭汁、藕汁消瘀益胃；姜汁温胃散痰；梨
汁消痰降火；审证用之，加陈酒亦佳，以酒乃米汁也。

通幽汤噎塞便秘

通幽汤东垣中二地俱，

桃仁红花归草濡；

升麻升清以降浊，清阳不升则浊阴不降，故大便不
通。生地、熟地各五分，桃仁研、红花、当归身、甘草
炙、升麻各一钱。

噎塞便秘此方需；

有加麻仁大黄者，

当归润肠汤名殊。上药皆润燥通肠。

搜风顺气丸风秘肠风

搜风顺气丸大黄蒸，

郁李麻仁山药增；

防风车前及槟枳，

菟丝牛膝山茱仍；

中风风秘及气秘，

肠风下血总堪凭。

大黄九蒸九晒五两，大麻仁、郁李仁去皮、山药酒

蒸、车前子、牛膝酒蒸、山萸肉各三两，菟丝子酒浸、
防风、槟榔、枳壳麸炒各一两，蜜丸。防风润肾搜风，
槟榔顺气破滞，大黄经蒸晒则性和缓，同二仁滑利润燥
通幽，牛膝、车前下行利水，加山药、山萸肉、菟丝子
固本益阳，不使过于攻散也。

消渴方 胃热消渴

消渴方丹溪中花粉连，

藕汁生地汁牛乳研；粉、连研末，诸汁调服。

或加姜汁蜜为膏服，

泻火生津益血痊。

黄连泻心火，生地滋肾水，藕汁益胃，花粉生津，
牛乳润燥益血。

白茯苓丸 肾消

白茯苓丸治肾消，

花粉黄连草薢调；

二参熟地覆盆子，

石斛蛇床脺胫要。音皮鸥，鸡肫皮也。

茯苓、花粉、黄连、草薢、人参、元参、熟地黄、
覆盆子各一两，石斛、蛇床子各七钱半，鸡肫皮三十具
微炒，蜜丸，磁石汤下。黄连降心火，石斛平胃热，熟
地、元参生肾水，覆盆、蛇床固肾精，人参补气，花粉
生津，茯苓交心肾，草薢利湿热。顿服治肾消。磁石色

黑属水，假之入肾也。

猪肾荠苨汤 解毒治肾消

猪肾荠苨汤，《千金》参茯神，

知芩甘草石膏因；

磁石天花同黑豆，

强中消渴此方珍。

下消之证，茎长兴盛，不交精出，名强中。缘服邪术热药而毒盛也。

猪肾一具，大豆一升，荠苨、人参、石膏各三两，磁石绵裹、茯神、知母、黄芩、葛根、甘草、花粉各二两，先煎豆、肾去渣，以药分三服。知、芩、石膏以泻邪火，人参、甘草以固正气，葛根、花粉以生津，荠苨、黑豆最能解毒，磁石、猪肾引之入肾也。

地黄饮子 消渴烦躁

地黄饮子《易简》参芪草，

二地二冬枇斛参；

泽泻枳实疏二府，

躁烦消渴血枯含。

人参、黄芪、甘草炙、天冬、麦冬、生地、枇杷叶蜜炙、石斛、泽泻、枳实麸炒，每服二钱。参、芪、甘草以补其气，气能生水；二地、二冬以润其燥，润能益血；石斛平胃，枇杷降气，泽泻泻膀胱之火，枳实泻大

肠之滞，使二府清，则心肺二藏之气得以下降而渴自
止。

酥蜜膏酒_{气令声嘶}

酥蜜膏酒《千金》用饴糖，
二汁百部及生姜；
杏枣补脾兼润肺，
声嘶气惫酒温尝。

酥蜜、饴糖、枣肉、杏仁细研、百部汁、生姜汁共
煎一饮，久如膏，酒温细细咽下，服之自效也。

清燥汤_{燥金受湿热之邪}

清燥汤，东垣二术与黄芪，
参苓连柏草陈皮；
猪泽升柴五味曲，
麦冬归地痿方推。

治肺金受湿热之邪，痿躄喘促口干便赤。黄芪钱
半，苍术炒一钱，白术炒、陈皮、泽泻各五分，人参、
茯苓、升麻各三分，当归酒洗、生地、麦冬、甘草炙、
神曲炒、黄柏酒炒、猪苓各二分，柴胡、黄连炒各一
分，五味九粒，煎。肺为辛金，主气；大肠为庚金，主
津。燥金受湿热之邪，则寒水生化之源绝，而痿躄喘渴
诸证作矣。参、芪、苓、术、陈、草补土以生金，麦、
味保金而生水，连、柏、归、地泻火滋阴，猪、泽、

升、柴升清降浊，则燥金肃清，水出高原，而诸病平矣。

　　此方不尽润药，因清燥二字，故附记于此。然东垣所云清燥者，盖指肺与大肠为燥金也。

十五、泻火之剂 二十七首　附方九

黄连解毒汤 三焦实热

黄连解毒汤四味，毒，即大热也。

黄柏黄芩栀子备；等分。

躁狂大热呕不眠，

吐血衄鼻血，音：女六切斑黄均可使；

若云三黄石膏汤，

再加麻黄及淡豉；见《表里门》。

此为伤寒温毒盛，

三焦表里相兼治；

栀子金花丸加大黄，黄芩、黄柏、黄连、栀子、大黄，水丸。

润肠泻热真堪倚。

附子泻心汤 恶寒痞满

附子泻心汤，仲景用三黄，

寒加热药以维阳；芩、连各一两，大黄二两，附子一枚炮。恐三黄重损其阳，故加附子。

痞乃热邪寒药治，伤寒痞满从外之内，满在胸而不在胃，多属热邪，故宜苦泻。若杂病之痞从内之外，又宜辛散。

恶寒加附始相当；经曰：心下痞按之软，关脉浮者，大黄黄连泻心汤；心下痞而复恶寒汗出者，附子泻心汤。

大黄附子汤同意，

温药下之妙异常。大黄、细辛各二两，附子一枚炮。《金匮》曰：阳中有阴，宜以温药下其寒，后人罕识其旨。

半夏泻心汤胸下虚痞

半夏泻心汤，仲景黄连芩，

干姜甘草与人参；

大枣和之治虚痞，

法在降阳而和阴。

半夏半斤，黄连一两，干姜、黄芩、甘草炙、人参各三两，大枣十二枚。治伤寒下之早，胸满而不痛者为痞，身寒而呕，饮食不下，非柴胡证，凡用泻心者，多属误下。非传经热邪，否而不泰为痞。泻心者，必以苦，故用芩、连；散痞者，必以辛，故用姜、夏；欲交阴阳通上下者，以和其中，故用参、甘、大枣。

白虎汤肺胃实热

白虎汤仲景用石膏煨，

知母甘草粳米陪；石膏一斤，知母六两，甘草二两，粳米六合。

亦有加入人参者，名人参白虎汤。

躁烦热渴舌生胎。

白虎西方金神，此方清肺金而泻火，故名。然必实热方可用之，或有血虚身热，脾虚发热及阴盛格阳，类白虎汤证投之，不可救也。

按：白虎证脉洪大有力；类白虎证脉大而虚，以此为辨。又当观小便，赤者为内热，白者为内寒也。

竹叶石膏汤脾胃虚热

竹叶石膏汤仲景人参，

麦冬半夏与同林；

甘草生姜兼粳米，

暑烦热渴脉虚寻。

竹叶二把，石膏一斤，人参三两，甘草炙三两，麦冬一升，半夏、粳米各半斤，加姜煎。治伤寒解后呕渴少气。竹叶、石膏之辛寒，以散余热；参、甘草、粳、麦之甘平，以补虚生津；姜、夏之辛温以豁痰止呕。

升阳散火汤火郁

升阳散火汤，东垣葛升柴，

羌独防风参芍侪；

生炙二草加姜枣，

阳经火郁发之佳。

柴胡八钱，葛根、升麻、羌活、独活、人参、白芍各五钱，防风二钱半，甘草炙三钱，生甘草二钱，每服五钱，加姜、枣煎。火发多在肝胆之经，以木盛能生火，而二经俱挟相火，故以柴胡散肝为君，羌、防以发太阳之火，升、葛以发阳明之火，独活以发少阴之火，加参、甘者补土以泻火，加白芍者泻肝而益脾，且令散中有补，发中有收也。

凉膈散膈上实热

凉膈散，《局方》硝黄栀子翘，
黄芩甘草薄荷饶；
竹叶蜜煎疗膈上，叶生竹上，故治上焦。
中焦燥实服之消。

连翘四两，大黄酒浸、芒硝、甘草各二两，栀子炒黑，黄芩酒炒、薄荷各一两为末，每服三钱，加竹叶、生蜜煎。连翘、薄荷、竹叶以升散于上，栀、芩、硝、黄以推泻于下，使上升下行而膈自清矣，加甘草、生蜜者，病在膈，甘以缓之也。

潘思敬曰：仲景调胃承气汤，后人加味一变而为凉膈散，再变而为防风通圣散。

清心莲子饮胃火淋渴

清心莲子饮，《局方》石莲参，
地骨柴胡赤茯苓；

芪草麦冬车前子，

躁烦消渴及崩淋。

石莲、人参、柴胡、赤茯苓、黄芪各三钱，黄芩酒炒、地骨皮、麦冬、车前子、甘草炙各二钱。参、芪、甘草补虚泻火，柴胡、地骨退热平肝，黄芩、麦冬清热上焦，赤茯、车前利湿下部，中以石莲交其心肾。

甘露饮 胃中湿热

甘露饮，《局方》两地生、熟与茵陈，

芩枳枇杷黄芩、枳壳、枇杷叶石斛伦；

甘草二冬天、麦平胃热，等分煎。二地、二冬、甘草、石斛平胃肾之虚热，清而兼补，黄芩、茵陈折热而去湿，枳壳、枇杷抑气而降火。

桂苓犀角可加均。加茯苓、肉桂名桂苓甘露饮。《本事》方加犀角通治胃中湿热，口疮吐衄。

清胃散 胃火牙痛

清胃散东垣用升麻黄连，

当归生地牡丹全；

或益石膏平胃热，

口疮吐衄口血、鼻血及牙宣。

齿龈出血，黄连泻心火亦泻脾火，丹皮、生地平血热，当归引血归经，石膏泻阳明之火，升麻升阳明之清。

昂按：古人治血，多用升麻，然上升之药终不可轻施。

泻黄散_{胃热口疮}

泻黄散甘草与防风，

石膏栀子藿香充；

炒香蜜酒调和服，

胃热口疮并见功。

防风四两，甘草二两，黑栀子一两，藿香七钱，石膏五钱。栀子、石膏泻肺胃之火，藿香辟恶调中，甘草补脾泻热，重用防风者，能发脾中伏火，又能与土中泻木也。

钱乙泻黄散_{脾胃火郁}

钱乙泻黄散升防芷，

芩夏石斛同甘枳；

亦治胃热及口疮，

火郁发之斯为美。

升麻、防风、白芷各钱半，黄芩、枳壳、石斛各一钱，甘草七分。升、防、白芷以散胃火，芩、夏、枳壳以清热开郁，石斛、甘草以平胃调中。

泻白散_{肺火}

泻白散，钱乙桑皮地骨皮，

甘草粳米四般宜；桑白皮、地骨皮各一钱，甘草五分，粳米百粒。桑皮泻肺火，地骨透虚热，甘草补土生金，粳米和中清肺。李时珍曰：此泻肺诸方之准绳也。

参茯知芩皆可入，人参、茯苓、知母、黄芩，听证加减，名加减泻白散。

肺炎喘嗽此方施。

泻青丸肝火

泻青丸钱乙用龙胆栀，

下行泻火大黄资；

羌防升上芎归润，

火郁肝经用此宜。

龙胆草、黑栀子、大黄酒蒸、羌活、防风、川芎、当归酒洗，等分蜜丸，竹叶汤下。羌、防引火上升，栀、胆、大黄抑火下降，芎、归养肝血而润肝燥。

龙胆泻肝汤肝经湿火

龙胆泻肝汤，《局方》栀芩柴，

生地车前泽泻偕；

木通甘草当归合，

肝经湿热力能排。

胆草酒炒、栀子酒炒、黄芩酒炒、生地酒炒、柴胡、车前子、泽泻、木通、当归、甘草生用。龙胆、柴胡泻肝胆之火；黄芩、栀子泻肺与三焦之热以佐之；泽泻泻肾经之湿；木通、车前泻小肠膀胱之湿以佐之；归、地养血补肝；甘草缓中益胃，不令苦寒过于泄下也。

当归龙荟丸 肝火

当归龙荟丸，《宣明》用四黄，

龙胆芦荟木麝香；

黑栀青黛姜汤下，

一切肝火尽能攘。

当归酒洗、胆草酒洗、栀子炒黑、黄连酒炒、黄柏酒炒、黄芩酒炒各一两，大黄酒浸、青黛水飞、芦荟各五钱，木香二钱，麝香五分，姜汤蜜丸下。肝木为生火之原，诸经之火因之而起。故以青黛、龙胆入本经而直折之，而以大黄、芩、连、柏、栀通平上下三焦之火也，芦荟大苦大寒，气燥入肝，恐诸药过于寒泻，故用当归养血补肝，用姜汤辛温为引，加木、麝者取其行气通窍也，然非实热不可轻投。

左金丸 肝火

左金丸，丹溪萸连六一丸，

肝经火郁吐吞酸；黄连六两姜汁炒，吴茱萸一两盐汤泡，亦名萸连丸。肝实则作痛或呕酸，心为肝子，故用黄连泻心清火，使火不克金，则金能制木而肝平矣；吴茱能入厥阴，行气解郁又能引热下行，故以为反佐。

寒者正治；热者反治，使之相济以立功也。左金者，使
肺右之，金得行于左，而平肝也。

再加芍药名戊已，丸。

热泻热痢服之安；戊为胃土，已为脾土，加芍药伐
肝安脾，使木不克土。

连附六一汤治胃痛，

寒因热用理一般。黄连六两，附子一两。亦反佐
也。

导赤散淋小肠火

导赤散，钱乙生地与木通，

甘草梢竹叶四般攻；

口糜淋痛小肠火，

引热同归小便中。

等分煎，生地凉心血，竹叶清心气，木通泻心火，
入小肠，草梢达肾茎而止痛。

清骨散骨蒸劳热

清骨散用银柴胡，

胡连秦艽鳖甲符；

地骨青蒿知母草，

骨蒸劳热保无虞。

银柴胡钱半，胡黄连、秦艽、鳖甲童便炙、地骨
皮、青蒿、知母各一钱，甘草炙五分。地骨、胡连、知

母以平内热，柴胡、青蒿、秦艽以散表邪，鳖甲引诸药入骨而补阴，甘草和诸药而泻火。

普济消毒饮<small>大头天行</small>

普济消毒饮，东垣芩连鼠，

玄参甘桔蓝根侣；

升柴马勃连翘陈，

僵蚕薄荷为末咀；黄芩酒炒、黄连酒炒各五钱，玄参、甘草生用、桔梗、柴胡、陈皮去白各二钱，鼠黏子、板蓝根、马勃、连翘、薄荷各一钱，僵蚕、升麻各七分，末服，或蜜丸噙化。

或加人参及大黄，虚者加人参，便秘加大黄。

大头天行力能御。大头天行，亲戚不相访问，染者多不救。

原文曰：芩、连泻心肺之火为君；玄参、陈皮、甘草泻火补肺为臣；连翘、薄荷、鼠黏、蓝根、僵蚕、马勃散肿消毒定喘为佐；升麻、柴胡散阳明、少阳二经之阳，桔梗为舟楫，不令下行为载。

李东垣曰：此邪热客心肺之间，上攻头面为肿，以承气泻之，是为诛伐无过，遂处此方，全活甚众。

清震汤<small>雷头风</small>

清震汤河间治雷头风，

升麻苍术两般充；二味《局方》为升麻汤。

荷叶一枝升胃气，

邪从上散不传中。

头面肿痛疙瘩，名雷头风。一云头如雷鸣。

东垣曰：邪在三阳，不可过用寒药重剂诛伐无过

处。清震汤升阳解毒，盖取震为雷之义。

桔梗汤肺痈咳吐脓血

桔梗汤《济生》中用防己，

桑皮贝母瓜蒌子；

甘枳当归薏杏仁，

黄芪百合姜煎此；桔梗、防己、瓜蒌、贝母、当

归、枳壳、薏苡仁、桑皮各五分，黄芪七分，杏仁、百

合、甘草各三分，姜煎。

肺痈吐脓或咽干，

便秘大黄可加使。

一方有人参无枳壳。

黄芪补肺气，杏仁、薏仁、桑皮、百合补肺清火，

瓜蒌、贝母润肺除疾，甘、桔开提气血，利膈散寒，防

己散肿除风泻湿清热，当归以和其血，枳壳以利其气。

清咽太平丸肺火咯血

清咽太平丸薄荷芎，

柿霜甘桔及防风；

犀角蜜丸治膈热，

早间咯血颊常红。

两颊肺肝之部，早间寅卯木旺之时，木盛生火来克肺金。

薄荷十两，川芎、柿霜、甘草、防风、犀角各二两，桔梗三两，蜜丸。川芎血中气药散瘀升清，防风血药之使，搜肝泻肺，薄荷理血散热，清咽除蒸，犀角凉心清肝，柿霜生津润肺，甘草缓炎上之火势，桔梗载诸药而上浮。

消斑青黛饮 胃热发斑

消斑青黛饮，陶节庵栀连犀，

知母玄参生地齐；

石膏柴胡人参甘草，

便实参去大黄跻；去人参，加大黄。

姜枣煎加一匙醋，

阳邪里实此方稽。

发斑虽由胃热，亦诸经之火有以助之。青黛、黄连清肝火，栀子清心肺之火，玄参、知母、生地清肾火，犀角、石膏清胃火，引以柴胡使达肌表，使以姜、枣以和营卫，热毒入里亦由胃虚，故以人参、甘草益胃，加醋者，酸以收之也。

辛夷散 热湿鼻瘜

辛夷散严氏里藁本防风，

白芷升麻与木通；

芎细川芎、细辛甘草茶调服，

鼻生瘜肉此方攻。

　　肺经湿热上蒸于脑，入鼻而生瘜肉，犹湿地得热而生芝菌也。诸药等分末服三钱。辛夷、升麻、白芷能引胃中清阳上行头脑，防风、藁本能入巅顶燥热祛风，细辛散热通窍，川芎散郁疏肝，木通、茶清泻火下行，甘草甘平，缓其辛散也。

苍耳散风热鼻渊

苍耳散陈无择中用薄荷，

辛夷白芷四般和；

葱茶调服疏肝肺，

清升浊降鼻渊瘥。

　　苍耳子炒二钱半，薄荷、辛夷各五钱，白芷一两，末服。凡头面之疾，皆由清阳不升浊阴逆上所致，浊气上灼于脑，则鼻流浊涕为渊。数药升阳通窍，除湿散风，故治之也。

妙香散惊悸梦遗

妙香散，王荆公山药与参芪，

甘桔二茯远志随；

少佐辰砂木香麝，

惊悸郁结梦中遗。

山药二两乳汁炒，人参、黄芪蜜炙、茯苓、茯神、远志炒各一两，桔梗、甘草各三钱，辰砂二钱，木香二钱半，麝香一钱，为末，每服二钱，酒下。山药固精，参、芪补气，远志、二茯清心宁神，桔梗、木香疏肝清肺，辰、麝镇心散郁辟邪，甘草补中，协和诸药，使精气神相依，邪火自退，不用固涩之药，为泄遗良剂。以其安神利气，故亦治惊悸郁结。

十六、除痰之剂 十首　附方五

二陈汤－切痰饮

二陈汤《局方》用半夏陈，

益以茯苓甘草臣；半夏姜制二钱，陈皮去白，茯苓各一钱，甘草五分，加姜煎。

利气调中兼去湿，

一切痰饮此为珍；陈皮利气，甘草和中，苓、夏除湿，湿除气顺，痰饮自散。

导痰汤内加星枳，

顽痰胶固力能驯；加胆星以助半夏，加枳实以成冲墙倒壁之功。

若加竹茹与枳实，

汤名温胆可宁神；二陈汤加竹茹、枳实名温胆汤，治胆虚不眠。

润下丸丹溪仅陈皮草，

利气祛痰妙绝伦。

陈皮去白八两，盐五钱水浸洗，甘草二两，蜜炙蒸饼糊丸，姜汤下。或将陈皮盐水煮晒，同甘草为末，名二贤散。不可多服，恐损元气。

涤痰汤中风痰证

涤痰汤严氏用半夏星，

甘草橘红参茯苓；

竹茹菖蒲兼枳实，

痰迷舌强服之醒。

治中风痰迷心窍，舌强不能言。半夏姜制、胆星各二钱半，橘红、枳实、茯苓各三钱，人参、菖蒲各一钱，竹茹七分，甘草五分，加姜煎，此即导痰汤。加人参扶正，菖蒲开窍，竹茹清金。

青州白丸子风痰惊悸

青州白丸星夏并，

白附川乌俱用生；

晒露糊丸姜薄引，

风痰瘫痪小儿惊。

半夏水浸去衣七两，南星、白附子各二两，川乌去皮脐五钱。四味俱生用为末，袋盛水摆出粉，再擂再摆，以尽为度，瓷盆盛贮，日晒夜露，春五夏三秋七冬十日，糯米糊丸，姜汤下，瘫痪酒下，惊风薄荷汤下。痰之生也，由于风寒湿。星、夏辛温，祛痰燥湿；乌、附辛热，散寒逐风；浸而曝之，杀其毒也。

清气化痰丸顺气行痰

清气化痰丸星夏橘，
杏仁枳实瓜蒌实；
芩苓姜汁为糊丸，
气顺火消痰自失。

半夏姜制，胆星各两半，橘红、枳实麸炒、杏仁去皮尖、瓜蒌仁去油、黄芩酒炒、茯苓各一两，姜制糊丸，淡姜汤下。气能发火，火能生痰。陈、杏降逆气，枳实破滞气，芩、瓜平热气，星、夏燥湿气，茯苓行水气。水湿火热皆生痰之本也，故化痰必以清气为先。

常山饮痰疟

常山饮《局方》中知贝取，
乌梅草果槟榔聚；
姜枣酒水煎露之，
劫痰截疟功堪诩。

常山烧酒炒二钱，知母、贝母、草果煨、槟榔各一钱，乌梅二个。一方加穿山甲、甘草。疟未发时面东温服。知母治阳明独胜之热，草果治太阴独胜之寒，二经和则阴不致交争矣；常山吐痰行水，槟榔下气破积，贝母清火散痰，乌梅敛阴退热，须用在发散表邪及提出阳分之后为宜。

滚痰丸 顽痰怪病

滚痰丸王隐君用青礞石，
大黄黄芩沉木香；
百病多因痰作祟，
顽痰怪证力能匡。

青礞石一两，用焰硝一两，同入瓦罐盐泥固济，煅至石色如金为度；大黄酒蒸、黄芩酒洗各八两，沉香五钱为末，水丸，姜汤下，量虚实服。礞石慓悍，能攻陈积伏匿之痰，大黄荡实热以开下行之路，黄芩凉心肺以平上僭之火，沉香能升降诸气，以导诸药为使，然非实体不可轻投。

金沸草散 咳嗽多痰

金沸草散《活人》前胡辛，
半夏荆甘赤茯因；
煎加姜枣除痰嗽，
肺感风寒头自颦；旋覆花、前胡、细辛各一钱，半夏五分，荆芥钱半，甘草炙三分，赤茯苓六分。风热上壅故生痰作嗽。荆芥发汗散风，前胡、旋覆清痰降气、半夏燥痰散逆，甘草发散缓中，细辛温经，茯苓利湿，用赤者，入血分而泻丙丁也。

局方金沸草散不用细辛茯，
加入麻黄赤芍均。治同。

半夏天麻白术汤痰厥头痛

半夏天麻白术汤，东垣。
参芪橘柏及干姜；
苓泻麦芽苍术曲，
太阴痰厥头痛良。

半夏、麦芽各钱半，白术、神曲炒各一钱，人参、黄芪、陈皮、苍术、茯苓、泽泻、天麻各五分，干姜三分，黄柏酒洗二分。痰厥非半夏不能除，风虚非天麻不能定，二术燥湿益气，黄芪泻火补中，陈皮调气升阳，苓、泻泻热导水，曲、麦化滞助脾，干姜以涤中寒，黄柏以泻在泉少火也。

顺气消食化痰丸酒食生痰

顺气消食化痰丸，瑞竹堂。
青皮星夏菔子苏攒；
曲麦山楂葛杏附，
蒸饼为糊姜汁抟。

半夏姜制、胆星各一斤，陈皮去白、青皮、苏子、沉香水炒、莱菔子、生姜、麦芽炒、神曲炒、山楂炒、葛根、杏仁去皮尖炒、香附醋炒各一两，姜汁和，蒸饼为糊丸。痰因湿生，星、夏燥湿；疾因气升，苏子、杏仁降气；痰因气滞，青、陈、香附导滞；痰生于酒食，曲、葛解酒，楂、麦消食。湿去食消，则痰不生，气顺则喘满自止矣。

截疟七宝饮 祛痰截疟

截疟七宝饮,《易简》常山果,

槟榔朴草青陈伙;

水酒合煎露一宵,

阳经实疟服之妥。

常山酒炒、草果煨、槟榔、厚朴、青皮、陈皮、甘草等分。水酒各半煎露之,发日早晨面东温服。常山吐痰,槟榔破积,陈皮利气,青皮伐肝,厚朴平胃,草果消膏粱之痰,加甘草入胃,佐常山以引吐也。

十七、收涩之剂 九首　附方一

金锁固精丸 梦遗精滑

金锁固精丸芡莲须，
龙骨蒺藜牡蛎需；
莲粉为糊丸盐酒下，
涩精秘气滑遗无。

芡实蒸、莲须蕊、沙苑蒺藜各二两，龙骨酥炙、牡蛎盐水煮一日夜，煅粉各一两，莲子粉为糊丸，盐汤或酒下。芡实固精补脾，牡蛎涩精清热，莲子交通心肾，蒺藜补骨益精，龙骨、莲须固精收脱之品。

茯菟丹 遗精消渴

茯菟丹《局方》疗精滑脱，
菟苓五味石莲末；
酒煮山药为糊丸，
亦治消中及消渴。

强中者，下消之人，茎长兴盛不交精出也。菟丝子十两酒浸，五味子八两，白茯苓、石莲各三两，山药六两，酒煮为糊丸。漏精，盐汤下；赤浊，灯心汤下；白浊，茯苓汤下；消渴，米饮下。菟丝强阴益阳，五味涩精生水，石莲清心止浊，山药利湿固脾，茯苓甘淡渗湿，于补阴之中能泄肾邪也。

治浊固本丸湿热精浊

治浊固本丸莲蕊须，
砂仁连柏二苓俱；
益智半夏同甘草，
清热利湿固兼驱。固本之中兼利湿热。

莲须、黄连炒各二两，砂仁、黄柏、益智仁、半夏姜制、茯苓各一两，猪苓二两，甘草炙三钱。精浊多由湿热与痰，连、柏清热，二苓利湿，半夏除痰；湿热多由郁滞，砂、智利气兼能固肾益脾；甘草补土和中，莲须则涩以止脱也。

诃子散寒泻脱肛，便数健忘

诃子散东垣用治寒泻，
炮姜粟壳橘红也；诃子煨七分，炮姜六分、罂粟壳去蒂蜜炙、橘红各五分，末服。粟壳固肾涩肠，诃子收脱住泻，炮姜逐冷补阳，陈皮升阳调气。

河间诃子散木香诃草连，
仍用术芍煎汤下；诃子一两半生半煨，木香五钱，黄连三钱，甘草二钱，为末煎，白术、白芍汤调服。久泻以此止之，不止加厚朴二钱。

二方药异治略同，

亦主脱肛便血者。

桑螵蛸散<small>数频也、欠短也</small>

桑螵蛸散寇宗奭治便数，

参苓龙骨同龟壳；

菖蒲远志及当归，

补肾宁心健忘觉。桑螵蛸盐水炒，人参、茯苓一用
茯神、龙骨煅、龟板酥炙、菖蒲盐炒，远志、当归等分
为末，临卧服二钱，人参汤下。治小便数而欠，补心虚
安神。虚则便数，故以人参、螵蛸补之；热则便欠，故
以龟板滋之，当归润之；菖蒲、茯苓、远志并能清心热
而通心肾，使心藏清则小肠之府宁也。

真人养藏汤<small>虚寒脱肛久痢</small>

真人养藏汤，罗谦甫诃粟壳，

肉蔻当归桂木香；

术芍参甘为涩剂，

脱肛久痢早煎尝。

诃子面裹煨一两二钱，罂粟壳去蒂蜜炙三两六钱，
肉豆蔻面裹煨五钱，当归、白术炒、白芍酒浸、人参各
六钱，木香二两四钱，桂枝八钱，生甘草一两八钱，每
服四钱。脏寒甚加附子，一方无当归，一方有干姜。脱
肛由于虚寒，参、术、甘草以补其虚，官桂、豆蔻以温
其寒，木香调气，当归和血，芍药酸以收敛，诃子、粟

壳涩以止脱。

当归六黄汤_{自汗盗汗}

当归六黄汤治汗出，醒而汗出曰自汗。寐而汗出曰盗汗。

芪柏芩连生熟地；当归、黄柏、黄连、黄芩、二地等分，黄芪加倍。

泻火固表复滋阴，汗由阴虚，归、地以滋其阴；汗由火扰，黄芩、柏、连以泻其火；汗由表虚，倍用黄芪以固其表。

加麻黄根功更异；李时珍曰：麻黄根走表，能引诸药至卫分而固腠理。

或云此药太苦寒，
胃弱气虚在所忌。

柏子仁丸_{肾虚盗汗}

柏子仁丸人参术，
麦麸牡蛎麻黄根；
再加半夏五味子，
阴虚盗汗枣丸吞。

柏子仁炒研去油一两，人参、白术、牡蛎煅、麻黄根、半夏、五味各一两，麦麸五钱，枣肉丸，米饮下。心血虚则卧自汗出，柏仁养心宁神，牡蛎、麦麸凉心收脱，北五味敛汗，半夏燥湿，麻黄根专走肌表，引参、术以固卫气。

牡蛎散 <small>阳虚自汗</small>

　　阳虚自汗牡蛎散，

　　黄芪浮麦麻黄根；<small>牡蛎煅研，黄芪、麻黄根各一两，浮小麦百粒，煎。牡蛎、浮麦凉心止汗，黄芪、麻黄根走肌表而固卫。</small>

　　扑法芎藁糯米粉，<small>扑汗法：白术、藁本、川芎各二钱半，糯米粉两半，为末，袋盛，周身扑之。</small>

　　或将龙骨牡蛎扪。<small>龙骨、牡蛎为末，合糯米粉等分，亦可扑汗。</small>

十八、杀虫之剂 二首

乌梅丸寒厥

乌梅丸仲景用细辛桂，

人参附子椒姜继；

黄连黄柏及当归，

温脏安蛔寒厥剂。

乌梅三百个醋浸蒸，细辛、桂枝、附子炮、人参、黄柏各六两，黄连一斤，干姜十两，川椒去核、当归各四两。治伤寒厥阴证，寒厥吐蛔。虫得酸则伏，故用乌梅；得苦则安，故用连、柏；蛔因寒而动，故用附子、椒、姜；当归补肝，人参补脾，细辛发肾邪，桂枝散表风。程郊倩曰：名曰安蛔，实是安胃。故仲景云：并主下痢。

化虫丸肠胃诸虫

化虫丸鹤虱及使君，

槟榔芜荑苦楝群；

白矾胡粉糊丸服，

肠胃诸虫永绝氛。

鹤虱、槟榔、苦楝根东引者、胡粉炒各一两，使君

子、芜荑各五钱，枯矾一钱半，面粉丸，亦可末服。数
药皆杀虫之品，单服尚可治之，荟萃为丸，而虫焉有不
死者乎。

十九、痈疡之剂 六首　附方二

真人活命散一切痈疽

真人活命散金银花，金银花一名忍冬。

防芷归陈草节加；

贝母天花兼乳没，

穿山甲角刺酒煎嘉；金银花二钱，当归酒洗、陈皮去白各钱半，防风七分，白芷、甘草节、贝母、天花粉、乳香各一钱，没药五分，二味另研，候药熟，下皂角刺五分，穿山甲三大片，锉蛤粉炒，去粉，用好酒煎服，恣饮尽醉。忍冬、甘草散热解毒，痈疡圣药，花粉、贝母清痰降火，防风、白芷燥湿排脓，当归和血，陈皮行气，乳香托里护心，没药散瘀消肿，山甲、角刺透经络而溃坚，加酒以行药势也。

一切痈疽能溃散，已成者溃，未成者散。

溃后忌服用毋差；

大黄便实可加使，

铁器酸物勿沾牙。

金银花酒

金银药酒加甘草，

奇疡恶毒皆能保；金银花五两生者更佳，甘草一两，酒水煎，一日一夜服尽。

护膜须用蜡矾丸，黄蜡二两，白矾一两，溶化为丸酒服十丸，加至百丸则有力，使毒不攻心。一方加雄黄，名雄矾丸，蛇咬尤宜服之。

二方均是疡科宝。

托里十补散 痈疽初起，解里散表

托里十补散，即《局方》十宣散参芪芎，
归桂白芷及防风；
甘桔厚朴酒调服，
痈疡脉弱赖之充。

人参、黄芪、当归各二钱，川芎、桂心、白芷、防风、甘草、桔梗、厚朴各一钱，热酒调服。参、芪补气，当归和血，甘草解毒，防风发表，厚朴散满，桂、芷、桔梗排脓，表里气血交治，共成内托之功。

托里温中汤 寒疡内陷

托里温中汤，孙彦和姜附羌，
茴木丁沉共四香；
陈皮益智兼甘草，
寒疡内陷呕泻良。

附子炮四钱，炮姜、羌活各三钱，木香钱半，茴香、丁香、沉香、益智仁、陈皮、甘草各二钱，加姜五片煎。治疮疡变寒内陷，心痞、便溏、呕呃、昏聩。疡寒内陷，故用姜、附温中助阳，羌活通关节，炙草益脾元，益智、丁、沉以止呃进食，茴、木、陈皮以散满除痞。

此孙彦和治王伯禄臂疡。盛夏用此，亦舍时从证之变法也。

托里定痛汤 内托止痛

托里定痛汤四物兼，当归、地黄、川芎、白芍。
乳香没药桂心添；
再加蜜炒罂粟壳，
溃疡虚痛去如拈。

罂粟壳收涩，能止诸痛，桂心、四物活血托里充肌，乳香能引毒气外出不致内攻，与没药并能消除痈肿止痛。

散肿溃坚汤 消坚散肿

散肿溃坚汤，东垣知柏连，
花粉黄芩龙胆宣；
升柴翘葛兼甘桔，
归芍棱莪昆布全。

黄芩八钱半酒炒半生用，知母、黄柏酒炒、花粉、胆草酒炒、桔梗、昆布各五钱，柴胡四钱，升麻、连翘、甘草炙、三棱酒炒、莪术酒洗炒各三钱，葛根、归尾酒洗、白芍酒炒各二钱，黄连二钱，每服五、六钱，先浸后煎。连翘、升、葛解毒升阳，甘、桔、花粉排脓利膈，归、芍活血，昆布散痰，棱、莪破血行气，龙胆、知、柏、芩、连大泻诸经之火也。

二十、经产之剂 十二首　附方二十一

　　妇人诸病与男子同，惟行经妊娠则不可例治，故立经产一门。

妊娠六合汤 妊娠作寒

　　海藏妊娠六合汤，
　　四物为君妙义长； 当归、地黄、川芎、白芍。
　　伤寒表虚地骨桂， 表虚自汗，发热恶寒，头痛脉浮。四物四两，加桂枝、地骨皮各七钱，二药解肌实表，名表虚六合汤。
　　表实细辛兼麻黄； 头痛身热，无汗脉紧。四物四两，加细辛、麻黄各五钱，二药温经发汗，名表实六合汤。
　　少阳柴胡黄芩入， 寒热胁痛，心烦善呕，口苦脉弦，为少阳证。加柴胡解表，黄芩清里，名柴胡六合汤。
　　阳明石膏知母藏； 大热烦渴，脉大而长，为阳明证。加白虎汤清肺泻胃，名石膏六合汤。
　　小便不利加苓泻， 加茯苓、泽泻利水，名茯苓六合汤。
　　不眠黄芩栀子良； 汗下后不得眠，加黄芩、栀子养阴除烦，名栀子六合汤。

风湿防风与苍术，兼风兼湿，肢节烦痛，身热脉浮。加防风搜风，苍术燥湿，名风湿六合汤。

胎动血漏名胶艾；伤寒汗下后，动胎漏血，加阿胶、艾叶益血安胎，名胶艾六合汤。

虚痞朴实颇相当，胸满痞胀，加厚朴、枳实炒，散满消痞，名朴实六合汤。

脉沉寒厥益桂附；身冷，拘急腹痛，脉沉，亦有不得已而加附子、肉桂散寒回阳者，名附子六合汤。

便秘蓄血桃仁黄，大便秘，小便赤，脉实数，或膀胱蓄血，亦有加桃仁、大黄润燥通幽者，名大黄六合汤。

安胎养血先为主；

余因各证细参详，后人法此。

经水过多过少别温凉；

温六合汤加芩术，加黄芩、白术治经水过多。黄芩抑阳，白术补脾，脾能统血。

色黑后期连附商；加黄连清热，香附行气，名连附六合汤。

热六合汤栀连益，加栀子、黄连治血热妄行。

寒六合汤加附姜；加炮姜、附子治血满虚寒。

气六合汤加陈朴，加陈皮、厚朴治气郁经阻。

风六合汤加艽羌；加秦艽、羌活治血虚风痉。

此皆经产通用剂，

说与时师好审量。

胶艾汤 胎动漏血

胶艾汤《金匮》中四物先，

阿胶艾叶甘草全；阿胶、川芎、甘草各二两，艾
叶、当归各三两，芍药、地黄各四两，酒水煎，内阿胶
烊化服。四物养血，阿胶补阴，艾叶补阳，甘草升胃，
加酒行经。

妇人良方单胶艾，亦名胶艾汤。

胎动血漏腹痛痊；

胶艾四物加香附，香附用童便盐水酒醋各浸三日
炒。

方名妇宝丹调经专。

当归散 养血安胎

当归散《金匮》益妇人妊，

术芍芎归及子芩；

安胎养血宜常服，

产后胎前功效深。

妇人怀妊宜常服之，临盆易产，且无众疾。

当归、川芎、芍药、黄芩各一斤，白术半斤为末，
酒调服。丹溪曰：黄芩、白术安胎之圣药。盖怀妊宜清
热凉血，血不妄行则胎安，黄芩养阴退阳，能除胃热；
脾胃健则能化血养胎，白术补脾亦除胃热，自无半产胎

动血漏之患也。

黑神散 消瘀下胎

黑神散《局方》中熟地黄，

归芍甘草桂炮姜；

蒲黄黑豆童便酒，

消瘀下胎痛逆忘。瘀血攻冲则作痛，胞胎不下，亦由血滞不行。

诸药各四两，黑豆炒去皮，半斤酒，童便合煎。熟地、归、芍以濡血，蒲黄、黑豆滑以行血，黑姜、官桂热以动血，缓以甘草，散以童便，行以酒力也。

清魂散 产中昏晕

清魂散严氏用泽兰叶，

人参甘草川芎协；

荆芥理血兼祛风，

产中昏晕神魂贴。

泽兰、人参、甘草炙各三分，川芎五分，荆芥一钱，酒调下。川芎、泽兰和血，人参、甘草补气，外感风邪，荆芥能疏血中之风。肝藏魂，故曰清魂。

羚羊角散 子痫

羚羊角散《本事方》杏薏仁，

防独芎归又茯神；

酸枣木香和甘草，

子痫风中可回春。

羚羊角屑一钱，杏仁、薏仁、防风、独活、川芎、当归、茯神、枣仁炒各五分，木香、甘草各二分半，加姜煎。治妊娠中风，涎潮僵仆，口噤搐搦，名子痫。羚羊平肝火，防、独散风邪，枣、茯以宁神，芎、归以和血，杏仁、木香以利气，薏仁、甘草以调脾。

当归生姜羊肉汤蓐劳

当归生姜羊肉汤，《金匮》。当归三两，生姜五两，羊肉一斤。

产中腹痛蓐劳匡；产后发热，自汗身痛，名蓐劳。腹痛，瘀血未去，新血尚未生也。

亦有加入参芪者，气能生血，羊肉辛热，用气血之属以补气血，当归引入血分，生姜引入气分，以生新血，加参、芪者，气血交补也。

千金四物甘桂姜。千金羊肉汤，芎、归、芍、地、甘草、干姜、肉桂加羊肉煎。

达生散经产

达生散，丹溪紫苏大腹皮，达：小羊也，取其易生。

参术甘陈归芍随；

再加葱叶黄杨脑，

孕妇临盆先服之；大腹皮三钱，紫苏、人参、白术土炒，陈皮、当归酒洗、白芍酒洗各一钱，甘草炙三钱，青葱五叶，黄杨脑七个，煎。归、芍以益其血，参、术以补其气，陈、腹、苏、葱以疏其壅，不虚不滞，产自无难矣。

若将川芎易白术，

紫苏饮子严氏子悬宜。胎气不和，上冲心腹，名子悬。

参术饮 妊娠转胞

妊娠转胞参术饮，丹溪。转胞者，气血不足，或痰饮阻塞，胎为胞逼，压在一边，故脐下急痛，而小便或数或闭也。

芎芍当归熟地黄；

炙草陈皮留白兼半夏，

气升胎举自如常。此即人参汤除茯苓加陈皮、半夏以除痰，加姜煎。

牡丹皮散 血瘕

牡丹皮散《妇人良方》延胡索，

归尾桂心赤芍药；

牛膝棱莪酒水煎，

气行瘀散血瘕削。瘀血凝聚则成瘕。

丹皮、延胡索、归尾、桂心各三分，赤芍、牛膝、莪术各六分，三棱四分，酒水各半煎。桂心、丹皮、赤芍、牛膝行其血，三棱、莪术、归尾、延胡兼行血中气滞，气中血滞，则结者散矣。

固经丸 经多崩漏

固经丸《妇人良方》用龟板君，
黄柏樗皮香附群；
黄芩芍药酒丸服，
漏下崩中色黑殷。
治经多不止，色紫黑者属热。
龟板炙四两，黄柏酒炒，芍药酒炒各二两，樗皮炒、香附童便浸炒各两半，黄芩酒炒二两，酒丸。阴虚不能制胞经之火，故经多，龟板、芍药滋阴壮水，黄芩清上焦，黄柏泻下焦，香附辛以散郁，樗皮涩以收脱。

柏子仁丸

柏子仁丸《良方》熟地黄，
牛膝续断泽兰芳；
卷柏加之通血脉，
经枯血少肾肝匡。
柏子仁去油、牛膝酒浸、卷柏各五钱，熟地一两，续断、泽兰各二两，蜜丸米饮下。经曰：心气不得下降则月事不来，柏子仁安神养心，熟地、续断、牛膝补肝益肾，泽兰、卷柏活血通经。

附：便用杂方

望梅丸<small>生津止渴</small>

望梅丸瘟庵用盐梅肉，

苏叶薄荷与柿霜；

茶末麦冬糖共捣，

旅行赍服胜琼浆。

盐梅肉四两，麦冬去心、薄荷叶去梗、柿霜、细茶各一两，紫苏叶去梗五钱，为极细末，白霜糖四两，共捣为丸，鸡子大。旅行带之，每含一丸生津止渴。加参一两尤好。

骨灰固齿牙散<small>固齿</small>

骨灰固齿牙散猪羊骨，

腊月腌成煅研之；

骨能补骨咸补肾，

坚牙健啖老尤奇。

用腊月腌猪、羊骨火煅细研，每晨擦牙，不可间断，至老而其效益彰，头上齿牙亦佳。

软脚散远行健足

软脚散中芎芷防，

细辛四味研如霜；

轻撒鞋中行远道，

足无篾疱汗皆香。

防风、白芷各五钱，川芎、细辛各二钱半，为末。行远路者撒少许于鞋内，步履轻便，不生篾疱，足汗皆香。

稀痘神方小儿稀痘方

稀痘神丹米以功三种豆，

粉草细末竹筒装；

腊月厕中浸洗净，

风干配入梅花良；

丝瓜藤丝煎汤服，

一年一次三年光；用赤小豆、黑豆、绿豆、粉草各一两，细末入竹筒中，削皮留节，凿孔入药，杉木塞紧，溶蜡封固，浸腊月厕中一月，取出洗浸风干，每药一两，配腊月梅花片三钱，以雪中花片落地者，不著人手，以针刺取更妙。如出用，入纸套中略烘即干，儿大者服一钱，小者五分。以霜后丝瓜藤上小藤丝煎汤，空腹服。忌荤腥十二日，解出黑粪为验，每年服一次，二次可稀，二次永不出矣。

又方蜜调忍冬末，顾骧宇。

不住服之效亦强；金银花为末，糖调，不住服之。

更有元参菟丝子，娄江王相公。

蜜丸如弹空心尝；

白酒调化日二次，菟丝子半斤，酒浸二宿煮干去皮，元参四两，共为细末，蜜丸，弹子大，白汤调下，每日二次。

或加犀麦生地黄；又方加生地、麦冬四钱，犀角二两。

此皆验过稀痘法，

为力简易免仓皇。

《中医经典文库》书目

一、基础篇

《内经知要》
《难经本义》
《伤寒贯珠集》
《伤寒来苏集》
《伤寒明理论》
《类证活人书》
《经方实验录》
《金匮要略心典》
《金匮方论衍义》
《温热经纬》
《温疫论》
《时病论》
《疫疹一得》
《伤寒温疫条辨》
《广温疫论》
《六因条辨》
《随息居重订霍乱论》
《濒湖脉学》
《诊家正眼》
《脉经》
《四诊抉微》
《察舌辨症新法》
《三指禅》
《脉贯》
《苍生司命》
《金匮要略广注》
《古今名医汇粹》
《医法圆通》

二、方药篇

《珍珠囊》
《珍珠囊补遗药性赋》
《本草备要》
《神农本草经》
《雷公炮炙论》
《本草纲目拾遗》
《汤液本草》
《本草经集注》
《药性赋白话解》
《药性歌括四百味》
《医方集解》
《汤头歌诀》
《济生方》
《医方考》
《世医得效方》
《串雅全书》
《肘后备急方》
《太平惠民和剂局方》
《普济本事方》
《古今名医方论》
《绛雪园古方选注》
《太医院秘藏丸散膏丹方剂》
《明清验方三百种》
《本草崇原》
《经方例释》
《经验良方全集》
《本经逢原》
《得配本草》

《鲁府禁方》
《雷公炮制药性解》
《本草新编》
《成方便读》
《药鉴》
《本草求真》
《医方选要》

三、临床篇

《脾胃论》
《血证论》
《素问玄机原病式》
《黄帝素问宣明论方》
《兰室秘藏》
《金匮翼》
《内外伤辨惑论》
《傅青主男科》
《症因脉治》
《理虚元鉴》
《医醇賸义》
《中风斠诠》
《阴证略例》
《素问病机气宜保命集》
《金匮钩玄》
《张聿青医案》
《洞天奥旨》
《外科精要》
《外科正宗》
《外科证治全生集》
《外治寿世方》

《外科选要》

《疡科心得集》

《伤科补要》

《刘涓子鬼遗方》

《外科理例》

《绛雪丹书》

《理瀹骈文》

《正体类要》

《仙授理伤续断方》

《妇人大全良方》

《济阴纲目》

《女科要旨》

《妇科玉尺》

《傅青主女科》

《陈素庵妇科补解》

《女科百问》

《女科经纶》

《小儿药证直诀》

《幼科发挥》

《幼科释谜》

《幼幼集成》

《颅囟经》

《活幼心书》

《审视瑶函》

《银海精微》

《秘传眼科龙木论》

《重楼玉钥》

《针灸大成》

《子午流注针经》

《针灸聚英》

《针灸甲乙经》

《证治针经》

《勉学堂针灸集成》

《厘正按摩要术》

《饮膳正要》

《遵生八笺》

《老老恒言》

《明医指掌》

《医学从众录》

《读医随笔》

《医灯续焰》

《急救广生集》

四、医论医话医案

《格致余论》

《临证指南医案》

《医学读书记》

《寓意草》

《医旨绪余》

《清代名医医案精华》

《局方发挥》

《医贯》

《医学源流论》

《古今医案按》

《医学真传》

《医经溯洄集》

《冷庐医话》

《西溪书屋夜话录》

《医学正传》

《三因极一病证方论》

《脉因证治》

《类证治裁》

《医碥》

《儒门事亲》

《卫生宝鉴》

《王孟英医案》

《齐氏医案》

《清代秘本医书四种》

《删补颐生微论》

《医理真传》

《王九峰医案》

《吴鞠通医案》

《柳选四家医案》

五、综合篇

《医学启源》

《医宗必读》

《医门法律》

《丹溪心法》

《秘传证治要诀及类方》

《万病回春》

《石室秘录》

《先醒斋医学广笔记》

《辨证录》

《兰台轨范》

《洁古家珍》

《此事难知》

《证治汇补》

《医林改错》

《古今医鉴》

《医学心悟》

《医学三字经》

《明医杂著》

《奉时旨要》

《医学答问》

《医学三信篇》

《医学研院》

《医宗说约》

《不居集》

《吴中珍本医籍四种》